✚ **American Red Cross**

PRIMEROS AUXILIOS Y SEGURIDAD PARA
LA COMUNIDAD

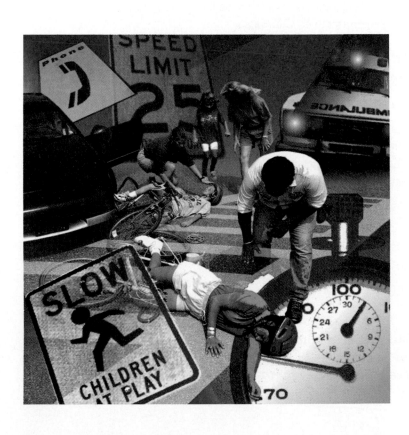

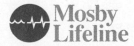

Mosby Lifeline

St.Louis   Baltimore   Boston   Chicago   London   Philadelphia   Sydney   Toronto

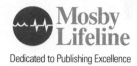

Impreso en los Estados Unidos

Mosby Lifeline
Mosby–Year Book, Inc.
11830 Westline Industrial Drive
St. Louis, MO 63146

Biblioteca del Congreso, Catalogación de Datos
Community first aid and safety. Spanish.
Primeros auxilios y seguiridad para la comunidad / American Red Cross
        p.   cm.
    Includes index
    ISBN 0-8016-7538-0
    1. First aid in illness and injury. I. American Red Cross.
II. Title.
RC86.7.C64418   1993   93-39000
616.02.52--dc20   CIP

94   95   96   97   98   CL/CD   9   8   7   6   5   4   3

AGRADECIMIENTOS

Este curso y manual del participante fueron posibles gracias al esfuerzo conjunto de la Cruz Roja Americana y la Editorial Mosby–Year Book. Muchas personas colaboraron en el proceso global, bien con su apoyo o de forma técnica y creativa. Este manual no habría podido realizarse sin la dedicación del personal, tanto remunerado como voluntario, cuya entrega y deseos de perfección lo han hecho posible.

El personal de la unidad de Desarrollo de Programas en Salud y Seguridad de la sede nacional de la Cruz Roja Americana responsable de diseñar este manual de instrucciones y redacción del curso incluye a: Lawrence D. Newell, EdD, NREMT-P, Director del proyecto; Martha F. Beshers; Thomas J.S. Edwards, PhD; M. Elizabeth Buoy-Morrisey, MPH; Robert T. Ogle; y S. Elizabeth White, MAEd, ATC; Asociados; Sandra D. Buesking, Lori M. Compton, Marian F.H. Kirk y O. Paul Stearns; Analistas. El apoyo administrativo fue prestado por Denise Beale y Ella Holloway.

El siguiente personal remunerado y voluntario de la unidad de Salud y Seguridad de la sede nacional de la Cruz Roja Americana colaboró en la dirección y revisión del manual: Robert F. Burnside, Director General; Frank Carroll, Director, Desarrollo de Programas; Richard M. Walter, Director de Operaciones; y Stephen Silverman, EdD, Asesor Nacional Voluntario para el Desarrollo de Programas.

El equipo editorial de Mosby Lifeline, con sede en Hanover, Maryland, incluye a: David Culverwell, Vice Presidente y Editor; Claire Merrick, Editora Jefe; Richard Weimer, Editor Ejecutivo; y Dana Battaglia, Editora Auxiliar.

El equipo editorial y de producción de Mosby–Year Book, con sede en St. Louis, Missouri, incluye a: Virgil Mette, Vice-presidente Ejecutivo; Carol Sullivan Wiseman, Directora de Proyectos; Diana Lyn Laulainen, Editora de producción; Kay Kramer, Director de Arte y Diseño; Patricia Stinecipher, Directora de Productos Especiales; y Kathy Grone, Supervisora de Fabricación.

Agradecimientos especiales para Rick Brady, Fotógrafo y para Kathy Barkey, Diseñadora.

Los miembros del Grupo Consultivo en RCP/Primeros Auxilios de la Cruz Roja Americana que dirigieron y revisaron este manual estuvo compuesto por:

Ray Cranston
Presidente
Oficial de Mando, Unidad de Seguridad Vial
Departamento de Policía de Farmington Hills
Farmington Hills, Michigan

Larry Bair
Director, Servicios de Salud, Seguridad y Tejidos
Filial de Iowa Central
Des Moines, Iowa

John E. Hendrickson
Director, Seguridad y Salud
Filial de Mid-América
Chicago, Illinois

Andra Jones
Directora, Salud y Seguridad
Filial de Central Mississipi
Jackson, Mississippi

Sherri Olson-Roberts
Directora, Salud y Seguridad
Filial de Washtenaw County
Ann Arbor, Michigan

James A. Otte
Presidente de la Junta, Comité de Salud y Seguridad
Filial de Glynn County
Brunswick, Georgia

Teresita B. Ramirez
Filial del Condado de Cedex
Conferenciante, Departamento de Plan de Estudios e Instrucción
Universidad de Texas en Austin
Austin, Texas

W. Douglas Round
Capitán, Cuerpo de Bomberos de Greeley
Territorio de Colorado
Greeley, Colorado

Natalie Lynne Smith, MS
Filial de Greater Hartford
Farmington, Connecticut

Linda S. Wenger
Directora, Salud y Seguridad
Filial del Condado de Lancaster
Lancaster, Pennsylvania

David J. Wurzer, Ph. D.
Filial de Greater Long Beach
Long Beach, California

Las siguientes organizaciones e individuos se hicieron cargo de la revisión externa de este manual:

Gloria M. Blatti, RN, FNP, EdD
Universidad de Adelphi
Long Island, New York

Nisha C. Chandra, MD
División de Cardiología
Centro Médico Francis Scott Key
Baltimore, Maryland

Loring S. Flint, MD
Vice Presidente
Centro Médico Baystate
Springfield, Massachusetts

Robert C. Luten, MD
Director, Pediátrico SMU
Universidad de Florida
Centro Científico de Salud—Jacksonville
Jacksonville, Florida

John A. Paraskos, MD
Director Adjunto de Medicina Cardiovascular
Universidad de Massachusetts, Facultad de Medicina
Worcester, Massachusetts

James S. Seidel, MD, PhD
Profesor Adjunto de UCLA
Jefe del Ambulatorio de Pediatría
Torrance, California

Jay Shaw
Profesor Adjunto
Colegio Universitario de Eastern Montana
Filial de Midland Empire de la Cruz Roja Americana
Junta Directiva, Comité de Supervisión
Billings, Montana

Edward Stapleton, EMT-P
Departamento de Medicina de Urgencias
Centro de Ciencias de la Salud
Universidad Estatal de New York en Stony Brook
Stony Brook, New York

El proyecto de traducción fue dirigido por Israel M. Zúñiga, Asociado, y S. Elizabeth White, MAEd, ATC, Asociada Jefe, del Departamento de Desarrollo de Programas en Salud y Seguridad.

Agradecemos especialmente a Michelle P.D. Kusuda, editora de traducción, por el valioso apoyo prestado en la editación y la supervisión de la revisión de este manual.

Al mismo tiempo, extendemos nuestro agradecimiento a los siguientes individuos que revisaron la traducción al español de este libro de texto.

Juan Carlos Aceves Blanco, MD
Director
Productos Life, S.A. de C.V.
Guadalajara, México

Ricardo Félix Caivano
Asociado, Servicios de Seguridad
Cruz Roja Americana
Filial de los Condados de San Diego e Imperial
San Diego, California

Julie Lynn Curie John Cantu, RN; BSN
Cruz Roja Americana
Filial del Area de San Antonio
San Antonio, Texas

Gabriela Durazo
Traductora e Intérprete Profesional
Omni Lingua, S.A. dc C.V.
México, D.F., México

Mike Espino, MEd
Santa Maria/Bonita Elementary School District
Santa Maria, California

Guillermo Inchausti
Cruz Roja Americana
Filial de Tampa Based Sun Coast
Tampa, Florida

Richard J. Mada
Cruz Roja Americana
Filial de San Antonio
San Antonio, Texas

Mary Lou Madrid
Especialista, Salud y Seguridad
American Red Cross
Filial de Mid-Rio Grande
Albuquerque, New Mexico

Cristina Martinez
Cruz Roja Americana
Filial de Mid-America
Chicago, Illinois

Carmen Ortiz
Voluntaria, Sede Nacional de la Cruz Roja Americana
Proyecto de traducción de "Primeros Auxilios y
    Seguridad para la Comunidad"
Dayton, New Jersey

Beatriz Ponce de León
Coordinadora, Programa Adelante
Cruz Roja Americana
Filial de Mid-America
Chicago, Illinois

Keith Purdue, NREMT-P
Instructor
Cruz Roja Americana
Filial de Mid-Rio Grande
Albuquerque, New Mexico

Carmen Ruiz
Directora, Servicios de Salud
Cruz Roja Americana
Filial de El Paso Area
El Paso, Texas

José V. Salazar
Director Delegado, Seguridad y Salud
Cruz Roja Americana
Filial de Greater New York
New York, New York

Stella Elizabeth Kramer Trenkelbach, EMT-P
Cruz Roja Americana
Filial de San Antonio
San Antonio, Texas

Alejandro Urrutia, MD, EMT
Cruz Roja Americana
Filial de Mass Bay
Somerville, Massachussets

SOBRE ESTE CURSO

Todas las personas necesitan saber qué hacer en una situación de emergencia mientras llega la atención médica. Puesto que es posible que usted se encuentre en una situación de emergencia, es importante que usted sepa cómo reaccionar. El propósito de este curso es ayudar a las personas a sentirse más seguras de sus propias habilidades y puedan actuar de la forma educuada en caso de una emergencia.

Una vez que haya terminado este curso, creemos que usted podra—

- Identificar las formas de prevenir lesiones y/o enfermedades.
- Reconocer si ha ocurrido una emergencia.
- Poner en práctica los tres pasos de acción a seguir durante cualquier emergencia.
- Proporcionar cuidados básicos para lesiones y/o enfermedades repentinas hasta que la víctima pueda recibir atención médica profesional.

Para asistirle a lograr dichos objetivos, usted leerá la información detallada en este manual, verá una serie de segmentos de video, y participará en un determinado número de actividades de aprendizaje diseñadas con el propósito de aumentar sus conocimientos y técnicas.

Además, este curso señala el valor de llevar un estilo de vida seguro y saludable. Intenta advertir a todas las personas sobre los comportamientos y situaciones que contribuyen al riesgo de lesionarse y/o caer enfermas, y motivarlas a tomar precauciones y realizar los cambios necesarios en los estilos de vida que llevan.

Este manual contiene todo el material que usted aprenderá en clase, en un formato que usted puede guardar y usar como referencia siempre que lo desee.

La información escrita en negrilla y el material resumido en listas, facilitan la indentificación de los puntos claves y refrescan la memoria rápidamente. Las fotografías, los dibujos, las gráficas y los cuadros también presentan información de una forma fácil de encontrar. Las hojas de prácticas dan direcciones paso por paso para llevar a cabo las técnicas enseñadas en el curso. Los cuestionarios sirven para identificar y evaluar algunos de los riesgos de su estilo de vida. Artículos de diferente prolongación cubren todos los temas que se enseñan. Algunas secciones especiales contienen información que amplía los datos contenidos en los temas.

Es posible que usted tome este curso no sólo porque piensa que necesita aprender qué hacer en caso de verse en una emergencia, sino porque es un requisito laboral el especificar que ha terminado el entrenamiento y ha conseguido demostrar cierto nivel de competencia en las evaluaciones de práctica y en las escritas. En dicho caso, la Cruz Roja Americana proporciona un certificado del curso. Usted podrá recibir dicha certificación si—

- Pone en práctica competentemente las técnicas especificadas y demuestra que es capaz de tomar las decisiones adecuadas para brindar atención en caso de una emergencia.
- Aprueba un examen final escrito con una calificación superior al 80 por ciento.

Si usted no necesita alcanzar un nivel específico de competencia en ambas evaluaciones: la práctica y la escrita,ni necesita obtener un certificado que haga constar que usted tomó el curso, tampoco necesitará tomar o aprobar el examen final escrito.

PRECAUCIONES SANITARIAS Y PAUTAS A SEGUIR DURANTE EL ENTRENAMIENTO

La Cruz Roja Americana ha entrenado a millones de personas en Primeros Auxilios y RCP (reanimación cardiopulmonar), mediante el uso de maniquíes. Según los Centros para el Control de Enfermedades (Centers for Disease Control; CDC), nunca se ha registrado ningún caso de transmisión de enfermedades causadas por bacterias, hongos o virus debido al uso de los materiales de entrenamiento, como los maniquíes que se usan para la RCP.

La Cruz Roja Americana sigue las pautas de limpieza y descontaminación de maniquíes de entrenamiento generalmente aceptadas. **Si se siguen estas pautas, el riesgo de transmisión de cualquier enfermedad durante el entrenamiento es extremadamente bajo.**

Para reducir al mínimo el riesgo de transmisión de enfermedades, debe seguir algunas precauciones sanitarias y pautas básicas mientras participa en el entrenamiento. Debería tomar precauciones si padece de alguna afección que lo haga más propenso a contraer una infección o que le permita contagiar a otros participantes. Solicite un maniquí individual si—

- Tiene una afección aguda, como un resfriado, dolor de garganta, o cortadas o llagas en sus manos o alrededor de su boca.
- Sabe que es seropositivo (el resultado de su análisis de sangre fue positivo) en cuanto al antígeno de superficie de la Hepatitis B (HBsAg), lo que significa que, actualmente, usted padece una infección causada por el virus hepatitis B.*
- Sabe que padece una infección crónica indicada por largos períodos de seropositividad (análisis de sangre positivos durante mucho tiempo) en el antígeno de superficie de la hepatitis B (HBsAg)* o da positivo en el análisis de sangre para detectar los anticuerpos del VIH (esto significa dar positivo en el análisis de

anticuerpos VIH, el virus que causa varias infecciones graves, incluyendo la enfermedad del SIDA).
- Padece un tipo de afección que aumenta extraordinariamente su propensidad a contraer una infección.

Si usted decide que debería disponer de un maniquí individual, pregunte a su instructor si puede proporcionarle uno. No se le preguntará la razón de su petición. Ninguna otra persona utilizará el maniquí hasta que éste haya sido limpiado de acuerdo con los procedimientos de descontaminación recomendados para el final de cada clase. Usted debe tener en cuenta que el número de maniquíes disponibles para cada clase es limitado. Así pues, cuanto antes haga su petición más probable será que pueda disponer de un maniquí individual.

Además de las precauciones que se deben tomar en cuanto a los maniquíes, usted y los demás participantes pueden protegerse contra cualquier infección siguiendo las siguientes pautas:

- Lávese las manos meticulosamente antes de participar en las actividades de clase.
- No coma, beba, fume, o mastique chicle mientras se estén usando los maniquíes en la clase.
- Limpie el maniquí correctamente antes de usarlo. En el caso de algunos maniquíes, esto significa frotar vigorosamente la cara y el interior de la boca del maniquí con una almohadilla de gasa limpia empapada con una solución de cloro y agua (sodio hipoclórico y agua) o con alcohol. En el caso de otros maniquíes, esto significa que se les debe cambiar la cara de goma. Su instructor le dará instrucciones sobre cómo limpiar el tipo de maniquí que se use en su clase.
- Siga las instrucciones del instructor cuando ensaye la práctica de técnicas como la de despejar con el dedo una vía aérea (vía respiratoria) obstruida.

El entrenamiento en Primeros Auxilios y RCP requiere cierto nivel de actividad física. Por favor, haga saber a su instructor si padece alguna condición médica especial o incapacidad que le impida participar en las sesiones de práctica.

---

*Los análisis de una persona infectada con el virus hepatitis B serán positivos en la prueba de antígeno de superficie de la hepatitis B (HBsAg). La mayoría de las personas infectadas con Hepatitis B mejorarán con el tiempo. Sin embargo, algunas infecciones de hepatitis B se vuelven crónicas y tardan mucho más tiempo en sanar. Estas personas continuarán dando positivo en los análisis de HBsAg. Su médico deberá aconsejarle si debería participar o no en el entrenamiento de RCP. Una vez que una persona haya padecido una infección

aguda de hepatitis B, ésta no volverá a dar positivo en el análisis de antígeno de superficie, pero sí dará positivo en la prueba de anticuerpos hepatitis B (anti-HBs). Las personas que han sido vacunadas contra la hepatitis B también darán positivo en el análisis de anticuerpos hepatitis B. Un resultado positivo en la prueba de anticuerpos hepatitis B (anti-HBs) no debe ser confundido con el resultado positivo del análisis de superficie de la hepatitis (HBsAg).

I N D I C E

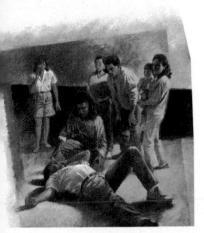

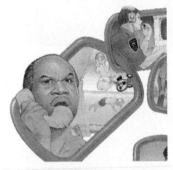

3 La cadena de supervivencia

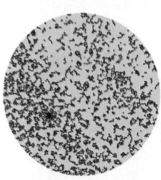

6 Primeros Auxilios y la transmisión de enfermedades

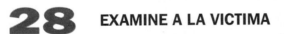

21 ¿Qué ocurre cuando llama al SMU?

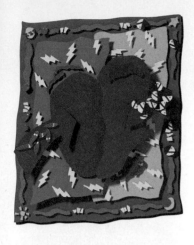

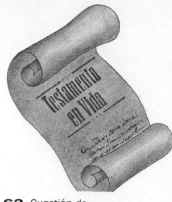

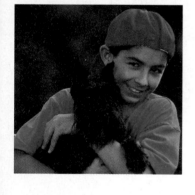

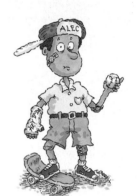

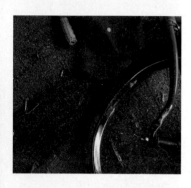

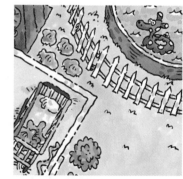

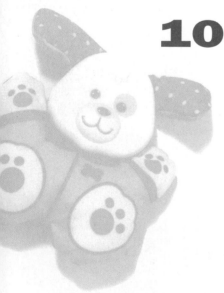

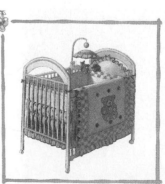

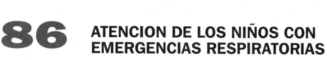
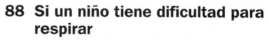

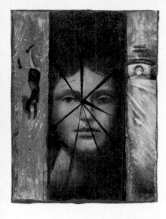

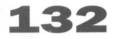

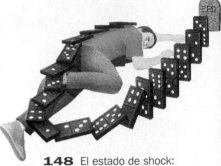

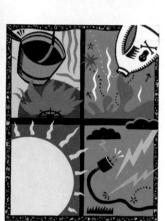

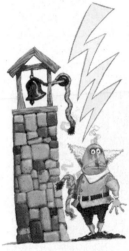

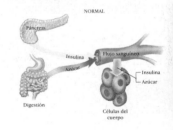

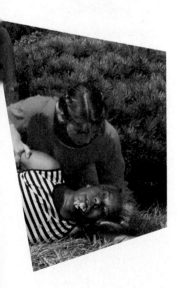

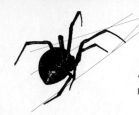

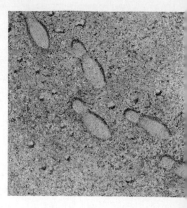

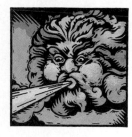

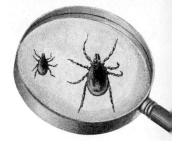

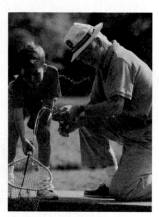

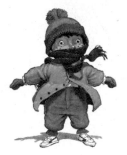

HOJAS DE PRACTICAS

S O B R E   E S T E   M A N U A L

Es importante que comprenda la filosofía en que está basada la traducción de este manual. El lenguaje utilizado en esta obra no incluye argot o matices regionales empleados en los diferentes países de habla hispana. Basta con decir que el vocabulario empleado es corriente y reconocido universalmente.

Si le queda alguna duda con respecto a algún concepto o palabra utilizada en este manual, *por favor*, consulte a su instructor. Es importante, sin embargo, que usted tenga en cuenta que algunas palabras o conceptos le resultarán extrañas. **No dude** en pedirle a su instructor que se los aclare.

Los siguientes dos términos se explican para aclarar algunos de los razonamientos empleados en este manual.

- **Respiración de salvamento:** este término se emplea en lugar de respiración "boca-a-boca" porque incluye todas las modificaciones de respiración artificial. Es decir, "boca-a-boca"; "boca-a-nariz"; y "boca-a-estoma".
- **Sangrado:** este término se usa en lugar de hemorragia para definir un tipo de derrame de sangre más leve. El término hemorragia se emplea en referencia a sangrados internos o profusos.

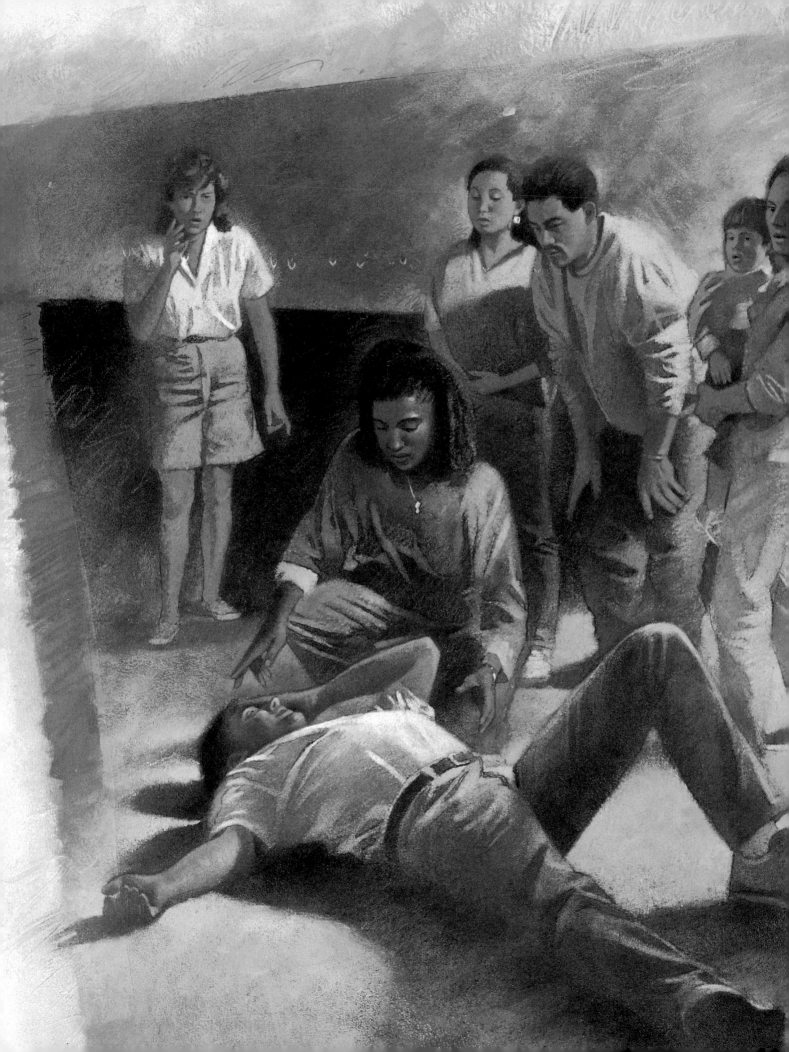

¿Por qué dijo que llegaría a la fiesta a más tardar a las siete de la noche? Hizo bien de pasarse por la tienda en este momento y no más tarde. Sólo un par de cosas que comprar. ¿Por qué está toda esa gente allí parada alrededor de alguien? ¡Oh, no! Se trata del joven que trabaja aquí ... Usted sale del auto y ve a un hombre joven tirado boca arriba. Se sostiene la cabeza y parece aturdido. Nadie le ayuda, a pesar de la multitud a su alrededor. Sólo se miran entre ellos. El joven necesita la ayuda de alguien. ¡Ese alguien podría ser usted!

Si No Es Usted... ¿Quién?

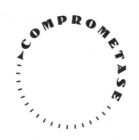

COMPROMETASE

Si usted se encontrara en esta situación, ¿se ofrecería a ayudar? "Espero que nunca me ocurra", debe estar pensando. Puede que algún día deba afrontar una situación de emergencia, dada la gran cantidad de accidentes y enfermedades repentinas que ocurren cada año en los Estados Unidos. Considere la siguiente información:

- Casi 2 millones de personas son hospitalizadas anualmente debido a accidentes. Estos accidentes son la causa de unas 142,500 muertes anuales.

1

- En el pasado, las enfermedades contagiosas solían ser la mayor preocupación en relación a la salud de los niños. Pero hoy, las lesiones accidentales causan la mayoría de las muertes entre los niños. De hecho, las lesiones también ocasionan millones de momentos espantosos cada año. Las lesiones son la principal causa de muerte e incapacidad entre los niños y adultos jóvenes.
- Más de 6 millones de personas padecen de enfermedades cardiovasculares en los Estados Unidos. Estas causan cerca de un millón de muertes anualmente en los Estados Unidos. Esto representa casi la mitad del total de las muertes que ocurren cada año, tomando en cuenta todas las causas.
- Más de medio millón de estadounidenses sufren accidentes cerebrovasculares cada año y 150,000 mueren debido a ellos.

Cada vez que una persona se lastima o sufre una enfermedad repentina, como un ataque al corazón o accidente cerebrovascular, alguien tiene que hacer algo para ayudar. Algún día usted puede encontrarse en una situación en la cual deba atender a otra persona.

Todos deberíamos saber cómo actuar en caso de una emergencia. Debemos saber a quién llamar y qué atención proporcionar. Atender al lesionado implica proporcionar primeros auxilios mientras llega la atención médica profesional. Todos deberíamos saber cómo proporcionar primeros auxilios. Aunque usted no haya tomado ningún curso de primeros auxilios, de todos modos puede atender en una emergencia.

Lo más importante que puede hacer es llamar al Servicio Médico de Urgencias (SMU) local. Entre más pronto llegue el personal médico, mejor será la probabilidad de que una persona sobreviva una emergencia que pone en peligro su vida.

▼

Todos debemos saber cómo actuar en una emergencia ... Todos deberíamos entrenarnos en primeros auxilios.

Usted juega un papel muy importante ayudando al sistema del Servicio Médico de Urgencias (SMU) a funcionar con efectividad. El SMU es una red de servicios que incluye al personal de la policía, bomberos y profesionales de la salud, así como otros recursos de la comunidad.

Su función en el sistema SMU incluye 4 pasos básicos:
1. *Reconocer* la existencia de la emergencia.
2. *Decidirse* a actuar.
3. *Llamar* al número local de emergencias.
4. *Atender* al herido mientras llega la ayuda.

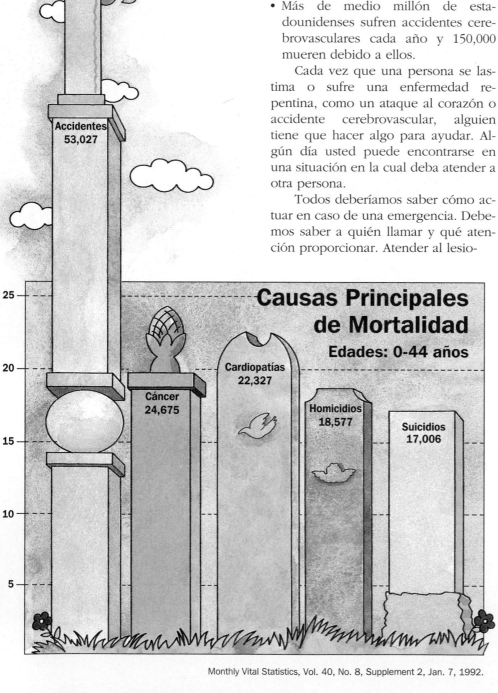

Causas Principales de Mortalidad
Edades: 0-44 años

Accidentes 53,027

Cáncer 24,675

Cardiopatías 22,327

Homicidios 18,577

Suicidios 17,006

Monthly Vital Statistics, Vol. 40, No. 8, Supplement 2, Jan. 7, 1992.

(Continúa en la página 4.)

LA CADENA DE SUPERVIVENCIA

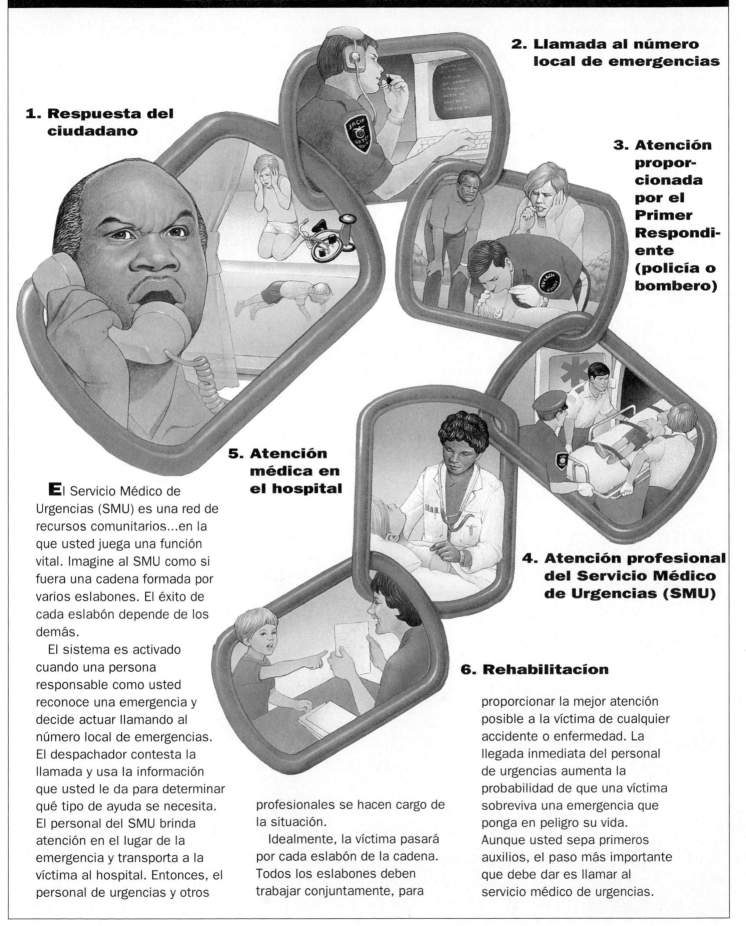

1. Respuesta del ciudadano

2. Llamada al número local de emergencias

3. Atención proporcionada por el Primer Respondiente (policía o bombero)

5. Atención médica en el hospital

4. Atención profesional del Servicio Médico de Urgencias (SMU)

6. Rehabilitación

El Servicio Médico de Urgencias (SMU) es una red de recursos comunitarios...en la que usted juega una función vital. Imagine al SMU como si fuera una cadena formada por varios eslabones. El éxito de cada eslabón depende de los demás.

El sistema es activado cuando una persona responsable como usted reconoce una emergencia y decide actuar llamando al número local de emergencias. El despachador contesta la llamada y usa la información que usted le da para determinar qué tipo de ayuda se necesita. El personal del SMU brinda atención en el lugar de la emergencia y transporta a la víctima al hospital. Entonces, el personal de urgencias y otros profesionales se hacen cargo de la situación.

Idealmente, la víctima pasará por cada eslabón de la cadena. Todos los eslabones deben trabajar conjuntamente, para proporcionar la mejor atención posible a la víctima de cualquier accidente o enfermedad. La llegada inmediata del personal de urgencias aumenta la probabilidad de que una víctima sobreviva una emergencia que ponga en peligro su vida. Aunque usted sepa primeros auxilios, el paso más importante que debe dar es llamar al servicio médico de urgencias.

Por supuesto que los pasos 3 y 4 dependen de los dos anteriores. Al reconocer una emergencia y al decidir actuar, le está brindando al lesionado o a la persona enferma una mejor oportunidad de sobrevivir. Recuerde el número local de emergencias en su área. Si la ayuda profesional llega con rapidez, aumentan las posibilidades de que la víctima sobreviva una emergencia en la que esté en riesgo su vida.

COMO RECONOCER UNA EMERGENCIA

Las emergencias pueden ocurrirle a cualquier persona y en cualquier lugar. Antes de brindar ayuda es necesario que usted sea capaz de reconocer una situación de emergencia. Se puede dar cuenta de que una emergencia ha ocurrido si algo fuera de lo común atrae su atención. Por ejemplo, usted puede reconocer ruidos, imágenes, olores y personas con aspecto o conductas poco comunes.

Los siguientes ruidos pueden indicar que hay una emergencia: gritos, llamadas de auxilio, el sonido de cristales quebrándose, metales que chocan, chirridos de llantas de un auto, un cambio de sonido en máquinas o equipos, ruidos repentinos y fuertes como los de edificios derrumbándose, escaleras que se caen o cuando una persona se cae.

Algunas señales de emergencia incluyen una persona tendida en el suelo sin moverse, cajas tiradas, sustancias químicas derramadas, interrupción de la electricidad, cables eléctricos por el suelo, humo o fuego.

Hay muchos olores que forman parte de nuestra vida cotidiana, por ejemplo, el olor a gasolina en una gasolinera, el olor a cloro en una piscina y el olor a sustancias químicas en una refinería. Sin embargo, si estos olores son más fuertes de lo común, ello podría ser señal de una emergencia. Así mismo, un olor extraño puede significar que hay algún problema. No arriesgue su seguridad. Abandone el lugar si huele un olor fuerte o extraño, puesto que algunos vapores son venenosos.

Puede ser difícil determinar si alguien se comporta de forma extraña o si algo anda mal, especialmente si usted no conoce a la persona, pero algunos actos no dejan duda alguna de que algo anda mal. Por ejemplo, si usted ve a alguien que se desmaya repentinamente o se resbala y se cae, usted sabe que esa persona puede necesitar asistencia.

Otras señales de una posible emergencia son más difíciles de reconocer. Estas incluyen: la dificultad para respirar, la confusión mental, el color extraño de la piel, las señales de dolor e incomodidad, como llevarse las manos al pecho o la garganta; inclinarse; o hacer expresiones faciales que demuestran que algo está mal.

A veces es obvio que algo anda mal; otras veces es más difícil estar seguro. Por ejemplo, una persona que está sufriendo un ataque cardiaco, puede llevarse las manos al pecho, empezar a sudar y tener dificultades para respirar. Otra persona en la misma situación puede padecer sólo un dolor leve en el pecho y no mostrar señales de angustia. Lo importante es reconocer que podría tratarse de una emergencia.

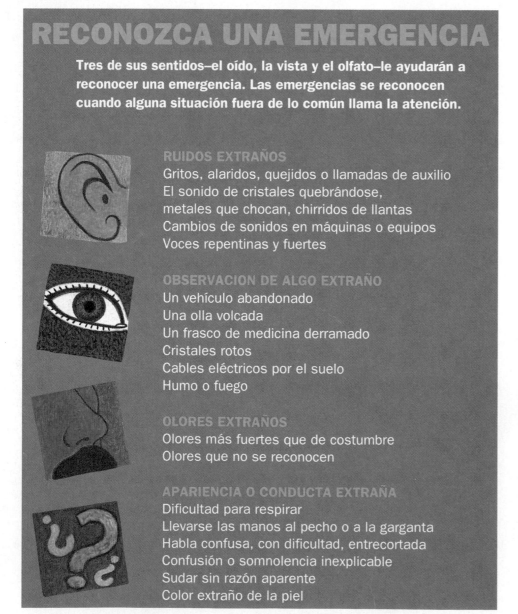

RECONOZCA UNA EMERGENCIA

Tres de sus sentidos–el oído, la vista y el olfato–le ayudarán a reconocer una emergencia. Las emergencias se reconocen cuando alguna situación fuera de lo común llama la atención.

RUIDOS EXTRAÑOS
Gritos, alaridos, quejidos o llamadas de auxilio
El sonido de cristales quebrándose,
metales que chocan, chirridos de llantas
Cambios de sonidos en máquinas o equipos
Voces repentinas y fuertes

OBSERVACION DE ALGO EXTRAÑO
Un vehículo abandonado
Una olla volcada
Un frasco de medicina derramado
Cristales rotos
Cables eléctricos por el suelo
Humo o fuego

OLORES EXTRAÑOS
Olores más fuertes que de costumbre
Olores que no se reconocen

APARIENCIA O CONDUCTA EXTRAÑA
Dificultad para respirar
Llevarse las manos al pecho o a la garganta
Habla confusa, con dificultad, entrecortada
Confusión o somnolencia inexplicable
Sudar sin razón aparente
Color extraño de la piel

DECIDASE A ACTUAR

Una vez que usted reconozca una emergencia, deberá decidir si va a prestar atención y cómo. Hay muchas maneras de ayudar en una emergencia. *Para ayudar, usted debe actuar.*

▼

Hay muchas maneras de ayudar en una emergencia. Para ayudar debe actuar.

Muchas personas tienen sentimientos contradictorios cuando se enfrentan a una emergencia, a pesar de estar entrenadas en primeros auxilios. Además de querer ayudar, usted puede tener otros sentimientos que le hagan dudar o alejarse de la situación. Estos sentimientos son personales y muy reales. La decisión de actuar debe tomarla usted y únicamente usted.

A veces la gente no hace nada, aunque reconozca que hay una emergencia. Existen muchas razones por las cuales las personas no actúan durante una emergencia. Los factores más comunes que afectan la respuesta de una persona incluyen:
• La presencia de otras personas en el lugar del accidente.
• Incertidumbre respecto a la víctima.
• El tipo de lesión o enfermedad.
• Temor a contraer una enfermedad.
• Temor a hacer algo equivocado.

Si varias personas están alrededor de la víctima no es fácil saber si alguien le está brindando primeros auxilios. Siempre pregunte si puede

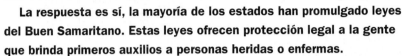

LO QUE TODA PERSONA DEBE SABER SOBRE LAS LEYES DEL BUEN SAMARITANO

¿Existen leyes que lo protegen a usted cuando proporciona atención durante una situación de emergencia?

La respuesta es sí, la mayoría de los estados han promulgado leyes del Buen Samaritano. Estas leyes ofrecen protección legal a la gente que brinda primeros auxilios a personas heridas o enfermas.

La inmunidad bajo las leyes del Buen Samaritano normalmente prevalece cuando una persona responde a una emergencia y actúa de la misma manera en que lo haría una persona *sensata* y *prudente* bajo esas circunstancias. Esta inmunidad legal le protege, en su calidad de rescatista, de ser demandado y de toda responsabilidad financiera por la lesión de la víctima. Por ejemplo, una persona sensata y prudente haría lo siguiente:
■ Cambiar de lugar a la víctima sólo si la vida de ésta corre peligro.
■ Si la víctima está consciente, pedir su autorización para ayudarle.
■ Revisar si hay alguna emergencia que amenace la vida de la víctima, antes de darle más atención.
■ Llamar al Servicio Médico de Urgencias.
■ Continuar dando atención hasta que llegue el personal profesional.

Las leyes del Buen Samaritano se crearon para estimular la cooperación ciudadana en casos de emergencia. Exigen que el "Buen Samaritano" use el sentido común y un nivel razonable de habilidad, los cuales no deben exceder el ámbito del entrenamiento del individuo en situaciones de emergencia. Estas leyes suponen que toda persona hará su mejor esfuerzo para poner a salvo una vida o evitar más lesiones.

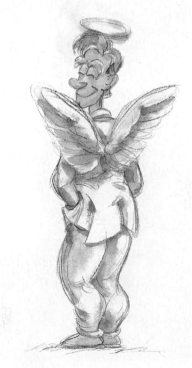

Muy pocas veces se demanda a una persona por prestar ayuda durante una emergencia. No obstante, las leyes del Buen Samaritano no evitan la posibilidad de que alguien presente una demanda legal. En muy raras ocasiones las cortes han decidido no aplicarlas. Ello ha ocurrido cuando la respuesta de una persona ha sido excesiva o intencionalmente negligente o imprudente, o cuando la persona ha abandonado a la víctima después de haber empezado a atenderla.

Si tiene interés en conocer las leyes del Buen Samaritano del estado donde vive, consulte a un abogado o investíguelas en su biblioteca municipal.

ayudar. La aglomeración de gente alrededor de la víctima no significa que alguien la esté atendiendo. Quizás usted sea la única persona entrenada en primeros auxilios.

Aunque se sienta incómodo al ofrecer ayuda delante de otras personas, no permita que esto le detenga. Alguien debe actuar en una emergencia y quizás esa persona tenga que ser usted, aunque no desee convertirse en el centro de atención. Si otras personas están atendiendo, pregunte de todos modos si usted puede ser útil.

Si las personas que observan no están ayudando, dígales qué pueden hacer para ayudar. Pídales que llamen a los servicios de urgencias, que esperen a la ambulancia en algún lugar para que la dirijan al sitio exacto de la emergencia, que mantengan el área libre de curiosos y de tránsito, o que ayuden a atender a la víctima. Puede pedirles que consigan mantas para cubrir a la víctima y otros suministros.

La mayoría de las emergencias ocurren en el hogar o cerca de él, por lo que probablemente usted tendrá que ayudar a un familiar o a un amigo y no a algún desconocido. Sin embargo, no siempre es así. Habrá ocasiones en que usted no conozca a la víctima y se sienta incómodo al ayudar a un desconocido. Algunas veces puede sentirse inseguro de actuar

(Continúa en la página 8.)

PRIMEROS AUXILIOS

Las bacterias y los virus son tipos comunes de gérmenes.

Bacterias Streptococcus agalactia

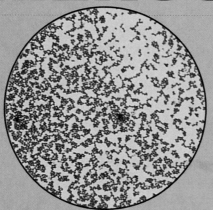

Usted está manejando del trabajo al hogar. De pronto oye el sonido de un choque. Un auto chocó contra una persona que iba en bicicleta y esa persona está sangrando. Usted desea ayudar pero tiene miedo. Usted se pregunta "¿Contraeré una enfermedad si doy primeros auxilios?" "¿Cómo se transmiten las enfermedades?" "¿Qué puedo hacer para protegerme contra alguna infección?"

Y LA TRANSMISION DE ENFERMEDADES

Virus Herpes simplex II

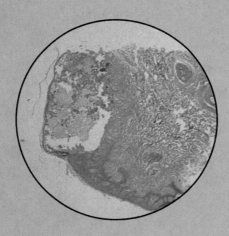

Es natural tener preguntas cuando se proporciona atención durante una emergencia. Por lo tanto, es importante saber cómo se transmiten las enfermedades y cómo protegerse cuando se ofrecen primeros auxilios.

Las enfermedades que se transmiten de una persona a otra se llaman enfermedades contagiosas. Las enfermedades contagiosas se desarrollan cuando los gérmenes invaden el cuerpo y causan enfermedades. Los gérmenes más comunes son las bacterias y los virus.

Las bacterias pueden vivir fuera del cuerpo y no dependen de otros organismos para mantenerse vivas. Pero, las bacterias que infectan a las personas son pocas. Algunas causan infecciones severas. Estas bacterias se pueden tratar con medicamentos especiales llamados antibióticos.

Hay Algunas Cosas Sencillas que Usted Puede Hacer para Evitar Contraer Enfermedades.

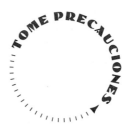

TOME PRECAUCIONES

Los virus dependen de otros organismos para mantenerse vivos. Una vez que entran al cuerpo es difícil eliminarlos. Existen muy pocos medicamentos capaces de combatir a los virus. El sistema inmunológico del cuerpo es la principal protección contra las infecciones.

Usted se preguntará cómo las bacterias y los virus se transmiten de una persona a otra. En situaciones que requieren primeros auxilios, las enfermedades se pueden transmitir a través del tacto, la respiración y una mordedura.

Usted puede contagiarse al tocar a una persona infectada, si los gérmenes en la sangre o en los líquidos corporales de esa persona entran en su cuerpo a través de grietas o cortadas en su piel, o a través de las membranas mucosas que revisten los ojos, nariz y boca. Por lo tanto, el mayor riesgo de contagio ocurre cuando usted toca la sangre u otros líquidos corporales.

También puede contagiarse al tocar un objecto empapado de sangre o los líquidos corporales de la persona infectada. Tenga cuidado cuando manipule objetos manchados. Evite tocar sangre u objetos manchados directamente con las manos. Los objetos puntiagudos pueden cortar su piel y permitir la entrada de gérmenes.

Algunas enfermedades, como el resfriado, se transmiten a través del aire que respiramos. Usted puede contagiarse al respirar el aire que exhala una persona infectada o cuando ésta tose, estornuda, etc. La mayoría de nosotros estamos expuestos diariamente a gérmenes en el trabajo, en el autobús o en un restaurante muy concurrido. Afortunadamente, la sola exposición a los gérmenes generalmente no es suficiente para la transmisión de enfermedades.

Los animales pueden transmitir enfermedades por medio de sus mordeduras. Por ejemplo, los perros, gatos, ganado y otros animales silvestres pueden transmitir la rabia. La mordedura de una persona también puede transmitir alguna enfermedad. Es muy raro contraer una enfer

medad por una mordedura y es muy poco común en una situación relacionada con primeros auxilios. Es poco probable que le muerdan en una situación de emergencia.

Algunas enfermedades se transmiten con más facilidad que otras. Todos sabemos la rapidez con la que se transmite la gripe de una persona a otra en el trabajo o en el hogar. Aunque estas enfermedades ocasionan molestias, son pasajeras y no son graves para los adultos sanos.

Otras enfermedades pueden ser más graves, como la hepatitis B (VHB) y el VIH, el virus que causa el SIDA. Estas enfermedades son graves pero no se transmiten fácilmente por contacto casual, por ejemplo, por un apretón de manos. La forma principal de transmisión de la hapatitis B y el VIH es por contacto de sangre con sangre. Usted puede ayudar a reducir la transmisión de enfermedades cuando brinda primeros auxilios siguiendo algunos lineamientos básicos:

- Evite el contacto con líquidos corporales.
- Coloque barreras, tales como guantes desechables o un pedazo de tela limpia y seca entre usted y los fluidos corporales de la persona.
- Cubra cualquier cortada, raspón o afección de su piel con ropa protectora, como guantes desechables.
- Lave sus manos con agua y jabón inmediatamente después de dar atención.
- No consuma alimentos, ni líquidos, ni se toque la boca, la nariz o los ojos mientras esté ofreciendo primeros auxilios.
- No toque los objetos manchados de sangre.
- Esté siempre preparado teniendo un botiquín de primeros auxilios a mano.

Si aplica estos lineamientos básicos, reducirá el riesgo de adquirir o transmitir una enfermedad contagiosa. Recuerde siempre dar primeros auxilios de manera que usted y la víctima estén protegidos contra el contagio de cualquier enfermedad.

Tiene Mayor Probabilidad de Atender a un Familiar o a un Amigo, que a un Desconocido.

debido a la identidad de la víctima. Por ejemplo, la víctima puede ser mucho mayor o mucho menor que usted, ser de un sexo o raza diferente, estar inválido, tener un puesto laboral superior al suyo o ser la víctima de un delito.

Algunas veces las personas heridas y las que se enferman repentinamente actúan en forma extraña o hacen que sea difícil atenderlas. Pueden mostrarse enojadas o molestas como resultado de la tensión, la lesión o la enfermedad, o bien por los efectos de drogas ilícitas, alcohol o algún medicamento. No piense que este comportamiento se debe a usted. Si se siente amenazado por la conducta de la víctima, abandone el lugar y llame a los servicios de emergencia.

El tipo de lesión o enfermedad de la víctima es otro factor que influye su decisión de actuar en una emergencia. En ocasiones, una lesión o una enfermedad pueden ser muy desagradables. A casi todas las personas les afecta ver sangre, vómito, olores desagradables, partes del cuerpo deformadas, piel quemada o desprendida. Tal vez sea necesario mirar hacia otro lado y respirar profundamente para controlar su aversión. Después trate de prestar atención. Si todavía no puede ayudar

debido al aspecto de la lesión, ayude a mantener la seguridad de la víctima, de los espectadores y la suya. También asegúrese de que usted o alguien llame al número local de emergencias.

La transmisión de enfermedades al dar atención de primeros auxilios es otro factor que preocupa a muchas personas. Actualmente, casi todo el mundo está preocupado por la posibilidad de contraer una enfermedad. La epidemia del SIDA ha contribuido a esta incertidumbre. Aunque esta preocupación es muy válida, el riesgo real de contraer una enfermedad mientras se ofrecen primeros auxilios es mucho menor de lo que usted puede pensar.

Dar primeros auxilios no significa contraer una enfermedad automáticamente. De hecho, es extremadamente improbable contagiarse mientras se proporcionan primeros auxilios. Si no tiene cortadas o grietas, su piel lo protege cuando usted brinda primeros auxilios. Recuerde que la transmisión de enfermedades ocurre en ambos sentidos. Usted también puede contagiar a la víctima si tiene alguna cortada o grietas en la piel.

Las situaciones de emergencia que implican contacto con los líquidos corporales como la sangre, tienen la probabilidad de transmitir enfermedades.

Usted puede minimizar los riesgos de contagio protegiéndose. Tome siempre las precauciones necesarias para evitar el contacto con los líquidos corporales de la víctima mientras brinda primeros auxilios. De ser posible, use alguna barrera protectora, como guantes desechables o una tela limpia, cuando intente detener algún sangrado. Quizás la víctima pueda usar su propia mano para ayudar. Después, lávese bien las manos lo más pronto posible, aunque haya usado guantes. Si tuvo contacto con los líquidos corporales de la víctima, mientras daba primeros auxilios, infórmeselo a su médico.

Recuerde que lo más probable es que usted use sus conocimientos de primeros auxilios para atender a un familiar, un amigo o a un compañero de trabajo. En algunos casos, tal vez usted conozca el estado de salud de esa persona y los riesgos de infección que presente.

Todos reaccionamos de forma diferente en situaciones de emergencia. A algunas personas les atemoriza el cometer algún error y empeorar la situación aunque tengan, o no, entrenamiento en primeros auxilios. Si usted no está seguro de qué hacer, llame a los servicios de emergencia. *Lo peor es no hacer nada.*

A veces, a algunas personas les preocupa ser demandadas por proporcionar primeros auxilios. De hecho, las demandas legales contra quienes prestan sus servicios durante una emergencia son poco comunes y rara vez tienen éxito. Casi todos los estados han promulgado leyes del Buen Samaritano para proteger a las personas que prestan primeros auxilios voluntariamente sin recibir nada a cambio. Así que usted puede ayudar sin preocuparse de ser demandado.

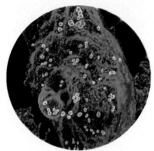

David A. Wagner/Phototake NYC

Virus De La Inmunodeficiencia Humana

La Enfermedad: SIDA significa Síndrome de Inmunodeficiencia Adquirida. Es causado por el virus de la inmunodeficiencia humana (VIH). Cuando entra en el cuerpo, el virus daña el sistema inmunológico que es responsable de combatir las infecciones. Una vez que el virus entra al cuerpo, puede desarrollarse silenciosamente durante meses e incluso años. Las personas infectadas con el VIH pueden no sentirse ni parecer enfermas. Eventualmente, el sistema inmunológico debilitado permite que ocurran ciertos tipos de infecciones.

¿Cómo se Transmite la Enfermedad?
El virus puede entrar en el cuerpo por tres vías fundamentales:

▪ Por contacto directo con el torrente sanguíneo. *Por ejemplo:* Compartiendo una aguja no esterilizada con una persona infectada por el virus para inyectarse drogas en las venas.

▪ A través de las membranas mucosas que revisten los ojos, la boca, la garganta, el recto y la vagina. *Por ejemplo:* Tener relaciones sexuales sin ninguna protección con una persona infectada por el virus, ya sea un hombre o una mujer.

▪ A través del útero, el canal vaginal o la leche materna. *Por ejemplo:* Una mujer infectada por el VIH puede infectar al bebé antes del nacimiento o poco después del parto.

El virus no puede entrar a través de la piel a menos de que exista una cortada o grieta en la piel. Incluso en estos casos la posibilidad de infección es muy reducida, a menos que el contacto sea directo y prolongado. El VIH no se transmite por la saliva.

Prevención: Su conducta lo puede poner en riesgo de adquirir el VIH. El uso de drogas intravenosas, especialmente con agujas no esterilizadas, y las relaciones sexuales sin protección, son actividades de alto riesgo.

Precauciones Durante los Primeros Auxilios: La probabilidad de contraer el VIH al prestar primeros auxilios es muy reducida. Ya que es muy probable que usted dé primeros auxilios a una persona conocida, como un familiar o un amigo y conozca el estado de salud de la persona antes de brindarle primeros auxilios. Siempre brinde atención de manera que tanto usted como la víctima estén protegidos contra la transmisión de cualquier enfermedad. Si es posible, lávese las manos antes y después de dar atención, aunque use guantes. Evite tocar o ser salpicado por los líquidos corporales de otra persona, especialmente la sangre. Prepárese anticipadamente manteniendo a mano un botiquín de primeros auxilios que incluya limpiadores antisépticos para las manos y guantes desechables.

La Prueba del VIH: Si cree que ha estado expuesto al contagio, hágase la prueba. Un análisis de sangre le indicará si su cuerpo está o no está produciendo anticuerpos como respuesta a la infección por el virus. Llame a su médico, al departamento de salubridad pública o a la línea de información sobre SIDA si no está seguro de si debe hacerse el análisis o no. Mientras toma la decisión, no participe en actividades que pongan en riesgo la salud de otras personas.

El Suministro de Sangre: Desde 1985, en los Estados Unidos, toda la sangre donada se somete al análisis del VIH. Desde entonces, el suministro de la sangre se considera seguro. El riesgo de contraer el SIDA a través de una transfusión de sangre es muy bajo.

Información sobre SIDA: Llame a la línea telefónica nacional de información sobre SIDA si tiene algunas dudas, 1-800-344-7432. Le contestarán en español. El horario es de lunes a viernes de 8:00 a.m. - 2:00 a.m., hora del Este, los siete días de la semana. Las personas con dificultades auditivas pueden llamar al 1-800-243-7TTY(7889), de lunes a viernes de 10:00 a.m. - 10:00 p.m., hora del Este. También puede consultar al departamento estatal de salubridad.

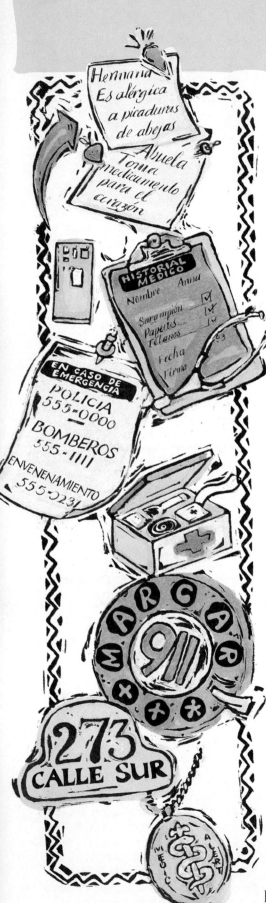

Mantenga información sobre usted y su familia a mano, como en la puerta del refrigerador o en la guantera de su auto.

▼

Mantenga actualizados los registros médicos y del seguro.

▼

Averigüe si el 9-1-1 es el número local de emergencias de su comunidad. Si no lo es, busque el número de la policía, de los bomberos, del Sistema Médico de Urgencias y del centro de control de envenenamientos. Casi siempre los números de emergencia se encuentran en las primeras páginas de la guía telefónica. Enseñe a todos los miembros de su familia cómo y cuándo deben usar esos números.

▼

Mantenga los números de emergencia junto al teléfono o dentro de su botiquín de primeros auxilios. Anote los números telefónicos de la casa y del trabajo de los miembros de su familia y de amistades que puedan ayudar en caso de emergencia. Asegúrese de actualizar los números.

▼

Mantenga un botiquín de primeros auxilios en un lugar accesible en el hogar, en el automóvil, en el trabajo y en el área de recreo.

▼

Aprenda y practique primeros auxilios.

▼

Asegúrese de que el número de su casa o apartamento es fácil de leer. Es más fácil leer números que no están escritos en palabras.

▼

Use una placa de alerta médica si padece una enfermedad potencialmente peligrosa, como epilepsia, diabetes, enfermedades del corazón o alergias.

Debe dejarse guiar por sus valores morales y ser consciente de los riesgos cuando decida actuar en caso de una emergencia. El hecho de que decida actuar no significa que vaya a brindar primeros auxilios. Pero sí debería consistir, como mínimo, en llamar al Servicio Médico de Urgencias.

PREPARANDOSE PARA UNA EMERGENCIA

Nunca se podrá contar el número de emergencias que se logran prevenir. No obstante, las emergencias pueden suceder y ocurren independientemente de sus esfuerzos en evitarlas.

Si usted está preparado para una emergencia imprevista, usted puede contribuir a asegurar que la atención se iniciará tan pronto como sea posible - para usted mismo, su familia y sus prójimos. Si usted recibe entrenamiento en primeros auxilios, podrá prestar ayuda durante los primeros

minutos después de la emergencia, que son claves para salvar una vida. Los primeros auxilios *pueden marcar* la diferencia entre la vida y la muerte. Con frecuencia, *marcan* la diferencia entre una recuperación total y la incapacidad permanente.

Al saber cómo actuar usted podrá controlar mejor sus temores y superar los obstáculos para actuar. Lo más importante es reconocer que existe una emergencia y llamar al número local de emergencias. Después hay que dar primeros auxilios hasta que llegue la atención médica.

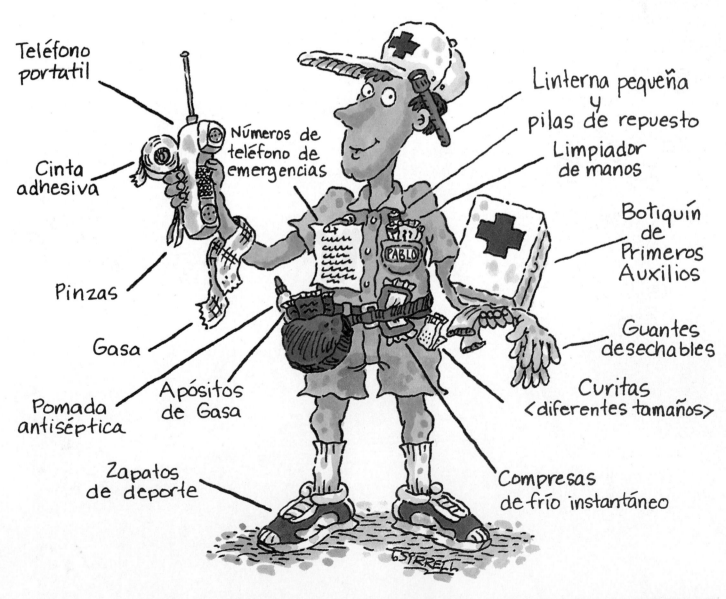

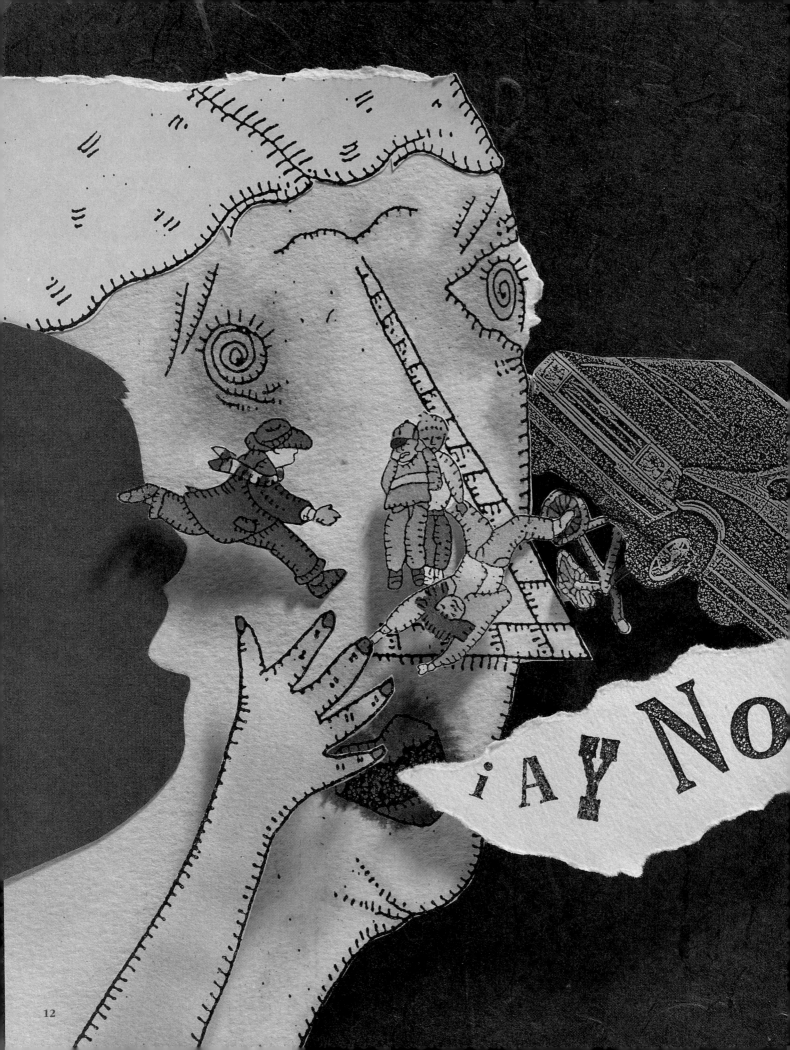

TOMANDO ACCIÓN

Pasos a Seguir

Durante una Emergencia

Son las 9:30 de la mañana del sábado. De pronto se oyen ruidos sucesivos y muy claros – los frenos de un auto, un golpe y un grito agudo. Sin pensarlo un instante, usted sale de casa y se dirige hasta la acera porque María y Rosa habían estado jugando enfrente de la casa.

La gente sale corriendo de todas partes hacia el lugar del acontecimiento. De pronto usted ve una bicicleta doblada, una camioneta en medio de la calle y un niño tirado en el suelo. Al menos, está vivo, se queja de dolor y llora. Su pierna izquierda parece deformada y hay sangre en el suelo. Un hombre mira fijamente al niño. "Salió de la nada", exclama el hombre. "De repente estaba delante de la camioneta". Es evidente que el niño está lastimado. ¿Qué debería hacer usted?

Hasta este momento usted ha aprendido que su participación en una situación de emergencia puede ser significativa y puede incluso salvar una vida. Usted ya sabe cómo reconocer una emergencia. Sabe que lo peor que puede hacer es no hacer nada y que decidirse a prestar atención puede ser difícil para cualquier persona—no sólo para usted. También sabe que hay muchas cosas que usted puede hacer para ayudar.

A pesar de todos estos conocimientos, cuando se encuentre ante una emergencia puede sentirse confuso. Es importante mantener la calma y pensar antes de actuar. Pregúntese a sí mismo, "¿Qué necesito hacer?, ¿Cuál es la mejor manera de poder ayudar?" Para contestar estas preguntas debe conocer los tres pasos básicos a seguir en cualquier emergencia:

1. *Revise* el lugar y el estado de la víctima.
2. *Llame* al 9-1-1, o al número local de emergencias.
3. *Atienda* a la víctima.

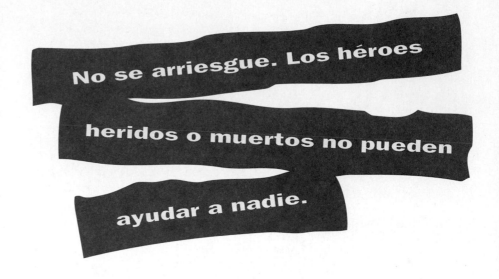

REVISE

Antes de poder ayudar a la víctima, asegúrese de que el lugar no presenta ningún riesgo para usted y los espectadores. También necesita obtener información sobre el lugar y tratar de responder estas preguntas:

1. ¿Es seguro el lugar?
2. ¿Qué sucedió?
3. ¿Cuántas víctimas hay?
4. ¿Pueden ayudar los espectadores?

Observe si hay alguna señal que hace del lugar un sitio peligroso. Por ejemplo, sustancias químicas, fuego, tráfico, vapor, cables eléctricos caídos, humo, temperaturas extremas y gases venenosos. Si observa éstos u otros peligros no se acerque a la víctima. Manténgase a una distancia segura y llame al número local de emergencias inmediatamente.

Si después de haber llamado, el lugar todavía es peligroso, manténgase a distancia de la víctima, fuera de peligro. No se arriesgue. Los héroes heridos o muertos no pueden ayudar a nadie. Deje las situaciones peligrosas para los profesionales como los bomberos o la policía. Ellos están entrenados y disponen de equipos especiales para este tipo de situaciones. Una vez que ellos hayan controlado la situación, usted puede ofrecer sus servicios.

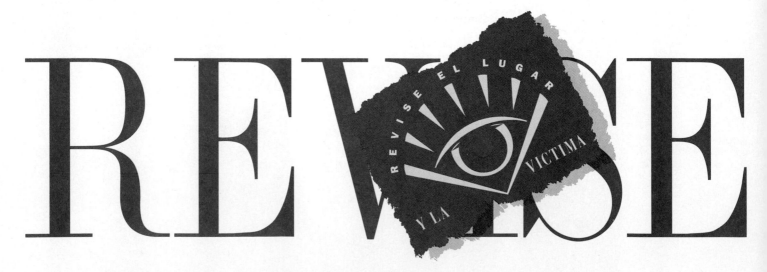

Trate de investigar qué sucedió. Busque indicios sobre las causas de la emergencia y el tipo de lesión que pudiera tener la víctima. Observe a su alrededor, ya que un cristal roto, una escalera derrumbada o un frasco de medicina derramada pueden darle información. El revisar el lugar puede ser la única forma de saber qué ha ocurrido.

Busque con cuidado a más de una víctima. Al principio, puede que no vea a todas las víctimas. Llamará su atención una víctima sangrando o gritando, antes que una víctima inconsciente. Es fácil pasar por alto a un bebé o a un niño pequeño. Una vez que encuentre a la víctima, revise el lugar de nuevo buscando posibles peligros o víctimas que no haya visto antes.

No cambie de lugar a una víctima con una lesión grave, a menos que haya peligro inmediato, como fuego, una inundación o gases venenosos. Si tiene que mover a la víctima, hágalo con rapidez y cuidado. Si no hay peligro inmediato en el área, pídale a la víctima que no se mueva. Diga a los espectadores que no muevan a la víctima.

Usted ya sabe que la presencia de espectadores no significa que estén ayudando a la víctima. Además de brindarle auxilio a la víctima, usted puede pedirles a los espectadores que ayuden. Ellos pueden decirle qué ha pasado o dónde se encuentra el teléfono más cercano. Tal vez haya un familiar, amigo o compañero de trabajo entre los espectadores que sepa si la víctima padece alguna enfermedad o afección médica. La víctima puede sentirse demasiado aturdida para contestar preguntas. Los niños se atemorizan más fácilmente, al igual que un adulto que haya estado inconsciente. Los espectadores pueden ayudar a tranquilizar a las víctimas. Los padres o tutores de un niño asustado pueden ayudar a calmarlo y decirle a usted si el niño tiene alguna afección médica.

Tan pronto se acerque a la víctima, intente identificar qué sucede. Busque señales de situaciones de emergencia que puedan amenazar la vida. Lo primero que debe revisar es si la víctima está consciente. En ocasiones, esto es obvio si la víctima puede hablar y contarle lo que ha ocurrido. La víctima puede estar quejándose, llorando, haciendo ruido o moviéndose de un lugar a otro. Hable con la víctima para tranquilizarla y averiguar qué pasó.

¿Qué se hace si la víctima está en el suelo, silenciosa y sin moverse?

Usted debe determinar si está consciente o inconsciente. El estado inconsciente se considera como una situación de riesgo para la vida de la víctima. Suponga que una víctima está inconsciente si ésta no le responde de ninguna manera. ¡Solicite una ambulancia inmediatamente!

Busque señales adicionales de lesiones que representen riesgos reales o potenciales para la vida; por ejemplo, ausencia de respiración o dificultad para respirar, ausencia de pulso y/o

(Continúa en la página 18.)

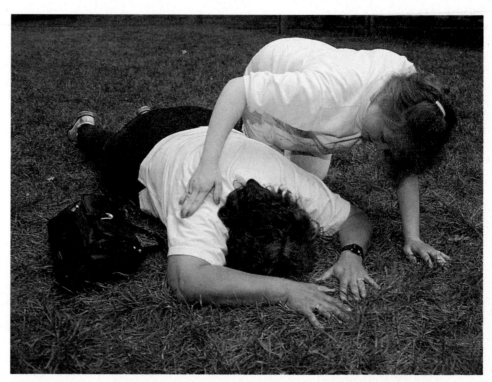

Si la víctima no le responde de ninguna manera, considere que está inconsciente. ¡Solicite una ambulancia inmediatamente!

"No Cause Más Daño"

El traslado innecesario de una víctima herida gravemente es sumamente peligroso para ésta. Generalmente, usted no tendrá que brindar atención que requiera que usted traslade a la víctima. En la mayoría de los casos, usted puede llevar a cabo los tres pasos para responder a una emergencia (revisar, llamar y atender) en el

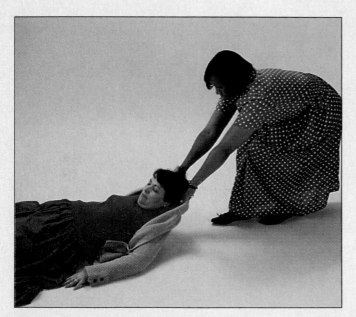

El uso de la ropa para arrastrar

mismo lugar en el que encontró a la víctima. Trasladar a la víctima puede causarle más daño y dolor y complicar la recuperación de ésta.

En general, existen tres situaciones que requerirán que usted cambie de lugar a la víctima. La más obvia es cuando usted enfrente un peligro inmediato como un incendio, falta de oxígeno, peligro de explosión, o el derrumbamiento de un edificio.

La segunda es cuando deba cambiar de lugar a una víctima para poder acercarse a otra víctima que padezca una lesión más grave. En este caso, usted quizás deba cambiar de lugar a la víctima con lesiones menores para poder acceder a la víctima que necesita atención inmediata. La tercera es cuando usted necesite cambiar de lugar a la víctima para poder proporcionarle la atención adecuada. Por ejemplo, una persona que se ha desmayado y no tiene pulso necesita reanimación cardiopulmonar (RCP). La RCP necesita ser administrada sobre una superficie firme y plana. Si la superficie o espacio no es adecuado para prestar atención, la víctima deberá ser trasladada.

Una vez que haya decidido cambiar de lugar a la víctima, usted deberá decidir *cómo* trasladar a la víctima. Considere cuidadosamente tanto la seguridad de la víctima como la suya. Base su decisión en los peligros que enfrente, el tamaño y el estado de la víctima. También tome en cuenta su propia capacidad así como la presencia de otras personas que puedan ayudarle.

Usted puede mejorar sus probabilidades de trasladar a una víctima sin lesionarse. Cuando levante peso, use sus piernas y no su espalda. Es decir, doble su cuerpo por las rodillas y las caderas evitando torcerlo. Camine hacia adelante cuidadosamente, siempre que le sea posible, marcando pasos cortos y mirando hacia dónde va.

Evite torcer o doblar el cuerpo de una víctima con posibles lesiones en la cabeza o la columna vertebral. No intente trasladar a una víctima cuyo tamaño le impida hacerlo cómodamente.

Usted puede ayudar a una víctima consciente que puede caminar sirviéndole de apoyo. Coloque uno de los brazos de la víctima por encima de sus hombros y sujételo por la muñeca con su mano. Ponga su otro brazo alrededor de la cintura para sostenerla. Si cuenta con alguien que le pueda ayudar, esta persona debería prestar apoyo a la víctima de la misma forma, pero por el otro lado.

Si cuenta con la ayuda de otro rescatador, ustedes también podrán trasladar a una víctima consciente que no pueda caminar. El 'asiento de brazos' entre dos personas puede servirles de forma segura para trasladar a una víctima. Los dos rescatadores deben ponerse frente a frente, con la víctima entre ellos, y cada uno debe entrecruzar un brazo por debajo de la cadera y otro por detrás de la espalda de la víctima. Esta será levantada por el asiento formado por los brazos de los rescatadores.

Si usted se encuentra solo y la víctima no puede caminar aun con ayuda, usted puede arrastrar a la víctima. Use la ropa de ésta para arrastrarla (por ejemplo, la camisa, chaqueta o suéter). Este método también se emplea cuando se sospecha que la víctima padece una lesión en la cabeza o la columna vertebral. Junte la ropa de la víctima por detrás del cuello de ésta. Tire de la ropa para arrastrarla. Sosténgale la cabeza con la ropa y sus manos.

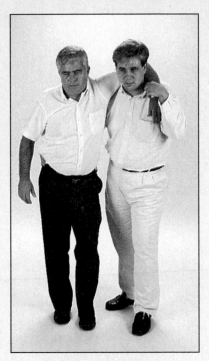 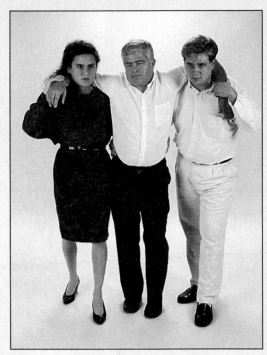

El apoyo para caminar

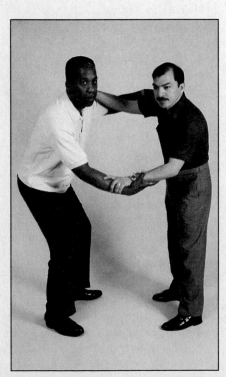 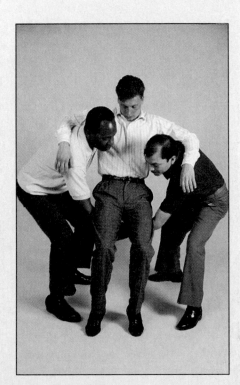 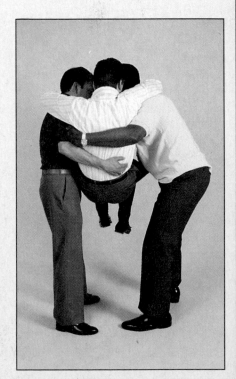

El asiento de brazos

LLAME

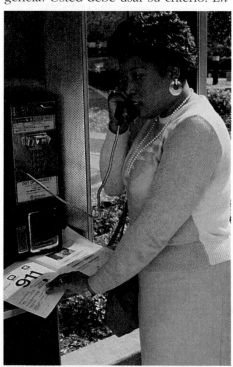

sangrado profuso. Mientras examina a la víctima, use los sentidos de la vista, el olfato y el oído para darse cuenta de cualquier situación anormal. Por ejemplo, un olor extraño puede ser ocasionado por un veneno. Usted puede ver un moretón o un brazo o pierna torcida. Escuche a la víctima cuidadosamente.

LLAME

Es muy importante saber el número local de emergencias. Puede ser el 9-1-1, el 0 para llamar a la operadora, un número local de siete dígitos, o un número especial en su lugar de trabajo. Anote el número de emergencia al lado del teléfono de su casa y de su trabajo.

¡Llamar para pedir ayuda profesional es lo más importante que usted puede hacer para atender a la víctima! Su llamada hará que la ayuda profesional salga de inmediato en rumbo al lugar de la emergencia. Siempre que sea posible, pídale a un espectador que haga esta llamada. Si es posible, menciónele la condición de la víctima para que se lo notifique al despachador. Dígale a la persona que va a hacer la llamada que no cuelgue hasta que lo haga el despachador para evitar que la llamada se corte y se pierda informa-

ción que el despachador necesita saber o proporcionar a quien llama. No existe una regla estricta sobre cuándo hay que llamar a los servicios de emergencia. Usted debe usar su criterio. *En*

Llamar para pedir ayuda profesional es lo más importante que usted puede hacer para atender a la víctima.

general, el mejor lineamiento es que ante la duda, es mejor llamar.

Grite para pedir ayuda si se encuentra solo en el lugar de la emergencia. Si la víctima está inconsciente y nadie acude a ayudarla, tendrá que abandonarla mientras va a solicitar ayuda profesional inmediatamente. Busque rápidamente un teléfono, haga la llamada y regrese junto a la víctima. Vuelva a examinarla y proporciónele la atención necesaria.

Si usted está atendiendo a alguien, por ejemplo, controlando un sangrado profuso y nadie responde a sus gritos de auxilio, continúe por un minuto, mientras piensa dónde está el teléfono más cercano y luego corra al teléfono y llame. Después de llamar, regrese junto a la víctima rápidamente.

Está claro que usted debe llamar al número local de emergencias si la víctima está inconsciente. Pero también debe hacerlo si la víctima está somnolienta, confusa, mareada o aletargada, o si tiene momentos de conciencia e inconsciencia.

Solicite una ambulancia si la víctima tiene dificultad para respirar o respira en forma extraña. Una víctima que respira muy lentamente, muy rápidamente, con dificultad o que jadea, no está recibiendo suficiente aire y puede dejar de respirar. Una víctima que jadea, emite sonidos agudos o gorgotea cuando respira, corre el mismo riesgo. La ausencia de pulso significa que el corazón no está latiendo. Una víctima que está sangrando profusamente puede morir si pierde mucha sangre. Todas estas situaciones ponen en peligro la vida y requieren la atención de profesionales médicos.

Otras condiciones pueden ser igualmente peligrosas aunque no se puedan observar con la misma facilidad. Una víctima puede tener lesiones internas si se queja de dolor o presión en el pecho o el abdomen, vomita o elimina sangre en la orina o en la materia fecal.

Las convulsiones, los dolores de cabeza severos y el habla confusa son señales de lesiones graves. La víctima puede estar envenenada, tener una lesión en la cabeza, en la columna u otra lesión peligrosa, por lo tanto llame al número local de emergencias. Solicite una ambulancia si sospecha que la víctima tiene algún hueso roto. Las fracturas que no se atienden adecuadamente pueden causar problemas tanto inmediatos como a largo plazo.

También debe llamar al 9-1-1, o al número local de emergencias para ciertas situaciones que deben ser enfrentadas por personas capacitadas y con equipo adecuado. Por ejemplo, incendios, explosiones, cables eléctricos caídos e inundaciones. Todas estas situaciones son peligrosas y usted debe guardar su distancia cuando alguna de ellas forma parte de la situación de emergencia.

Los gases venenosos pueden ser más difíciles de identificar. Algunas veces no tienen ni olor ni color. Usted puede sospechar la presencia de gases venenosos si hay personas inconscientes o que se comportan en forma extraña sin razón aparente. En estas situaciones, llame al número local de emergencias. Llame también si ha

(Continúa en la página 23.)

CUANDO DEBE LLAMAR AL

Llame al 9-1-1, o al número local de emergencias inmediatamente si la víctima está inconsciente. A veces, la víctima consciente le pedirá que no solicite una ambulancia y usted dudará si debe hacerlo o no. Solicite una ambulancia si la víctima —

Está o queda inconsciente

Tiene dificultad para respirar o respira en forma extraña

Siente dolor o presión en el pecho

Sangra profusamente

Siente una presión o dolor abdominal que no desaparece

Vomita o elimina sangre en la orina o materia fecal

Sufre convulsiones, dolor de cabeza severo o habla de forma confusa

Parece estar envenenado

Tiene lesiones en la cabeza, cuello o columna vertebral

Parece tener huesos rotos

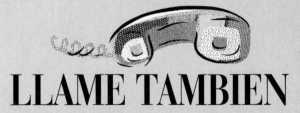

LLAME TAMBIEN

En cualquiera de estas situaciones:

Incendio o explosión

Cables eléctricos caídos

Corrientes de agua o agua cuyo nivel sube rápidamente

Presencia de gases venenosos

Accidentes automovilísticos

Las víctimas no pueden ser trasladadas fácilmente

COMO

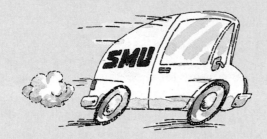

LLAMAR AL SMU

Llamar a los servicios de

urgencias es lo más importante

que usted puede hacer para

ayudar a una víctima que está

inconsciente o cuya vida corre

peligro. Haga la llamada

rápidamente y regrese junto a

la víctima .

De ser posible, pídale a otra persona

que haga esa llamada.

Asegúrese de que usted o la

persona que llama siga estos

pasos:

1 Llame al número de emergencias. Este número es el 9-1-1 en muchas ciudades. En otras, es un número de 7 dígitos. Marque el 0 para hablar con la operadora si no sabe el número para su área.

2 Proporcione al despachador la información requerida. Conteste cualquier pregunta que le hagan. La mayoría de los despachadores solicitan lo siguiente:

- Descripción del lugar y dirección exacta donde ocurrió la emergencia. Mencione el nombre de la ciudad o pueblo, los cruces de calle más cercanos, nombre de sitios muy conocidos, el nombre del edificio, y el número del piso, oficina o apartamento.
- El número de teléfono desde donde hace la llamada.
- El nombre de la persona que llama.
- Descripción de lo ocurrido — si fue un choque de automóviles, un incendio o una caída.
- Número de personas afectadas.
- Estado de las víctimas — conscientes, con dolor en el pecho o con sangrado profuso.
- Tipo de asistencia (primeros auxilios) que están recibiendo.

3 No cuelgue hasta que lo haya hecho antes el despachador. El despachador del Servicio Médico de Urgencias puede explicarle cual es la mejor manera de atender a la víctima.

4 Regrese junto a la víctima y continúe cuidándola.

En un caso de vida o muerte, la posibilidad de sobrevivencia de la víctima a menudo depende de la atención médica especializada que ésta reciba *y* de la que usted le proporcione. Usted deberá usar su sentido común, basándose en sus conocimientos sobre lo ocurrido, lo aprendido en este curso o cualquier otra capacitación anterior, para determinar en qué momento debe llamar al SMU. Generalmente, **¡llame ENSEGUIDA!**

QUE OCURRE CUANDO LLAMA AL SMU

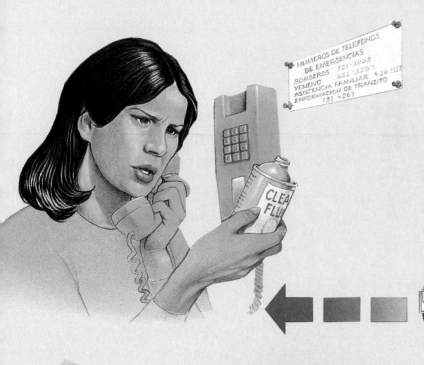

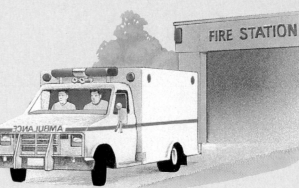

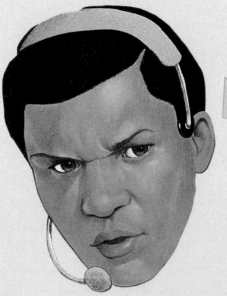

Cuando usted llame al SMU le contestará un despachador que ha recibido capacitación especial para manejar casos de crisis por teléfono.

El despachador le preguntará por su número de teléfono, su dirección y hará otras preguntas clave para determinar si necesita ayuda de la policía, los bomberos o atención medica.

Puede parecer que el despachador hace muchas preguntas. La información que usted le dé le ayudará a determinar el tipo de ayuda necesaria, basándose en la gravedad de la situación.

Una vez que la ambulancia vaya en camino, quizás el despachador permanezca en la línea hablando con usted. Muchos despachadores están capacitados para dar instrucciones mientras llega el SMU y ayudarle a poner en práctica ciertas técnicas de salvamento tales como la reanimación cardiopulmonar (RCP) o la respiración de salvamento.

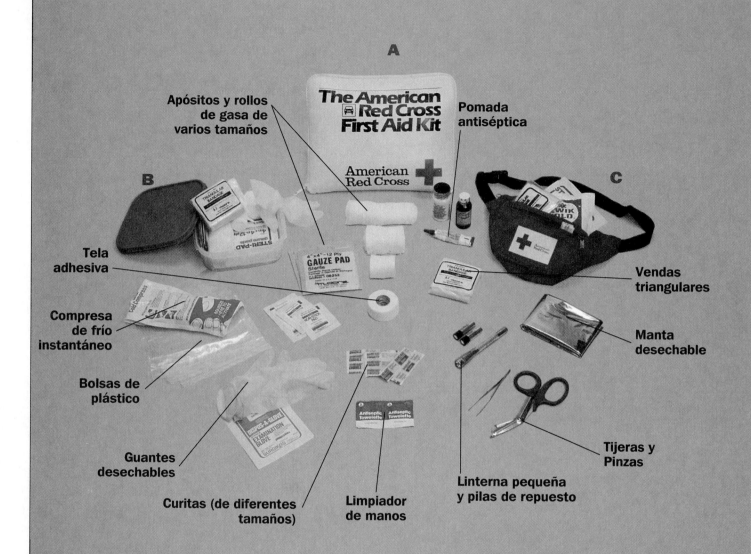

A

Apósitos y rollos de gasa de varios tamaños

Pomada antiséptica

B

C

Tela adhesiva

Vendas triangulares

Compresa de frío instantáneo

Manta desechable

Bolsas de plástico

Tijeras y Pinzas

Guantes desechables

Linterna pequeña y pilas de repuesto

Curitas (de diferentes tamaños)

Limpiador de manos

Es conveniente tener un botiquín de primeros auxilios lo más completo posible. Para estar preparado ante cualquier emergencia, mantenga uno en su hogar y otro en su auto. Lleve un botiquín de primeros auxilios, o sepa dónde lo puede conseguir, cuando practique el alpinismo, ande en bicicleta, acampe o pasee en lancha. Investigue dónde se encuentra el botiquín de primeros auxilios en su trabajo.

Estos botiquines se consiguen en varias formas y tamaños. **A**, Puede comprarlo en una farmacia o puede comunicarse con la oficina local de la Cruz Roja para informarse sobre cómo conseguir un botiquín. **B**, Usted puede formar su propio botiquín de primeros auxilios. **C**, Algunos botiquines están diseñados para las necesidades de situaciones específicas como, por ejemplo, el acampar, el alpinismo o paseos en lancha. Cuando compre o haga uno, asegúrese de incluir todos los artículos necesarios. Incluya también medicamentos, los números de teléfono de emergencia u otros artículos sugeridos por su médico. Revise los artículos periódicamente. Asegúrese de tener pilas de repuesto. Mire las fechas de caducidad y remplace todos los artículos caducados y los que se hayan terminado.

habido un accidente automovilístico y en situaciones en las cuales no es posible llegar a donde están las víctimas o éstas no pueden ser trasladadas fácilmente, como al estar atrapadas en automóviles o en edificios. Llame también en casos de emergencias con más de una víctima. Las situaciones anteriores no representan una lista completa de cuándo se debe llamar. Siempre hay excepciones. Confíe en sus instintos. Si cree que hay una emergencia, probablemente la hay. Solicite de inmediato una ambulancia si está confuso o no está seguro sobre cómo ayudar. El personal del SMU prefiere llegar al lugar y no encontrar ninguna emergencia, que llegar cuando ya es demasiado tarde.

ATIENDA

Después de examinar el lugar y a la víctima, puede ser necesario prestar atención. Siga los pasos generales para prestar atención. Siempre empiece atendiendo las lesiones que ponen en peligro la vida de la víctima. Mientras llega la ambulancia, observe si ocurre algún cambio en la respiración y en el estado de conciencia de la víctima. Ayúdele a mantenerse lo más cómoda posible. Evite que se enfríe o acalore demasiado. Tranquilice a la víctima.

Si el lesionado está consciente y puede hablar, ésto significa que res

pira y tiene pulso. Preséntese y pídale su autorización para prestarle ayuda. Si tiene dolor, pregúntele dónde le duele y cómo es el dolor—agudo, fuerte, punzante, ardiente. Pregúntele cuándo comenzó el dolor y cuán fuerte es. Manténgase calmado y tenga paciencia. Háblele con normalidad y sencillez.

(Continúa en la página 24.)

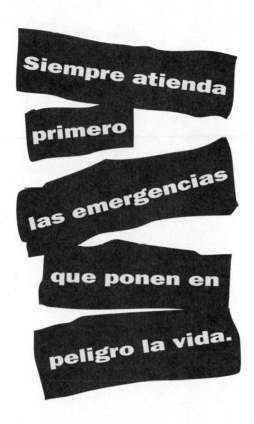

Siempre atienda primero las emergencias que ponen en peligro la vida.

Proporcione Atención a La Víctima

Obtenga Autorización antes de Atender

Aunque usted desee atender a una persona lesionada o enferma, debe obtener el consentimiento de ésta antes de prestarle primeros auxilios. Para ello, usted *debe* decirle quién es usted, qué capacitación ha recibido y cómo piensa ayudarla. Solo así la víctima consciente podrá autorizarle para que la atienda.

No ayude a una víctima consciente que no quiera recibir atención. Si la víctima consciente es un bebé o niño, la autorización debe darla el adulto a cargo del menor, si está presente. Si el estado de éste es grave, la autorización se considerará como implícita si tal adulto no está presente.

También es implícita la autorización si la víctima está inconsciente o no puede responder. Entonces deberá suponer que si la víctima pudiera responderle, ésta aceptaría recibir atención.

ATIENDA

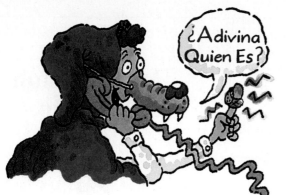

¿Adivina Quien Es?

Después de haber examinado y atendido a la víctima, puede decidir llevarla usted mismo al hospital o a un médico. Tome esta decisión cuidadosamente. No transporte a una víctima con una lesión que amenace su vida o que pudiera convertirse en un riesgo para la vida de ésta.

El trayecto en auto puede ser doloroso para la víctima o puede empeorar la lesión. Siempre pida que lo acompañe otra persona si decide transportar a la víctima. Observe cuidadosamente a la víctima para detectar posibles cambios en su estado. Asegúrese de tomar la ruta más corta. **No permita a la víctima manejar el auto, ni sola ni con usted.**

Cuando usted responda a una emergencia, recuerde los pasos para actuar en caso de emergencia: revise llame y atienda. Estos pasos guían sus acciones en una emergencia y garantizan su seguridad y la de los demás. Al seguir estos pasos usted mejorará la probabilidad de que la víctima de una enfermedad o lesión grave sobreviva.

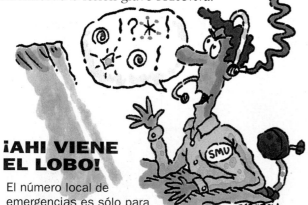

¡AHI VIENE EL LOBO!

El número local de emergencias es sólo para eso... ¡emergencias! No se debe abusar de este servicio. Entre el 30 y el 40 por ciento de las llamadas al 9-1-1 en muchas ciudades de los Estados Unidos no son llamadas de emergencia. Por favor, sea responsable.

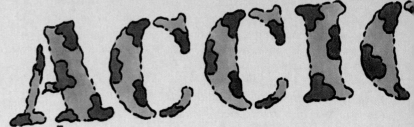

DESARROLLO DE UN PLAN DE ACCIÓN

Las emergencias pueden presentarse inesperadamente. Puede que no tenga tiempo para pensar en cómo y qué debería hacer usted. Puede que solamente tenga tiempo para reaccionar. Usted puede mejorar su reacción y alterar el resultado de cualquier emergencia planificando cómo afrontarlas.

Todos disponen de un plan de acción. Puede tratarse de un instinto. Puede ser tan sencillo como, "Estoy asustado ... ¡corran!". Correr puede dar buen resultado, si corre lo bastante rápido y en la dirección correcta. La mayoría de nosotros no estamos dispuestos a basar nuestra probabilidades de afrontar una emergencia con éxito en la rapidez con la que podemos correr; preferimos disponer de otros medios para mejorar nuestras probabilidades de éxito. Para lograr ésto, necesitamos un plan de acción bien concebido.

Un buen plan destaca las emergencias más probables. Tal plan también señala donde puede dar comienzo la emergencia y el posible número de personas afectadas. Toda esta información le servirá para definir la magnitud y el alcance de una posible emergencia. Entonces podrá decidir cómo responder y qué otro tipo de información o capacitación necesita.

El primer paso para el desarrollo de un plan de acción consiste en recopilar la información pertinente. A continuación le ofrecemos algunas sugerencias para que usted pueda desarrollar su propio plan.

Anote la descripción de su hogar.
- Tipo de hogar (casa prefabricada movible, duplex, casa unifamiliar, edificio de apartamentos)
- Material usado para la construcción (madera, ladrillo, etc)
- Ubicación de las recámaras

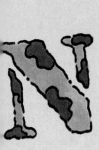

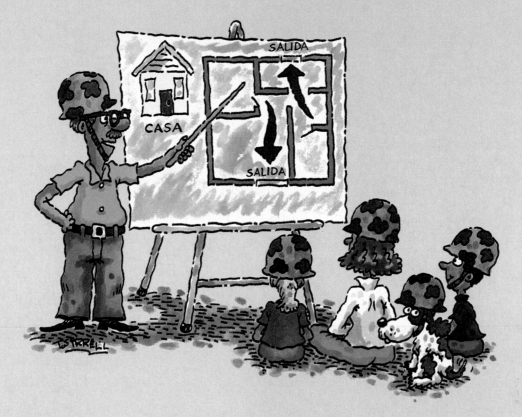

- Cantidad y ubicación de los detectores de humo
- Lugar donde almacena gasolina, solventes o pintura
- Cantidad y tipo de cerraduras instaladas en las puertas
- Ubicación de los teléfonos
- Ubicación de las linternas de pilas
- Ubicación del extinguidor de fuego
- Ubicación del botiquín de primeros auxilios

Anote quiénes viven en el lugar

- Total de residentes en el hogar
- Número de personas mayores de 65 años y menores de 6 años
- Número de personas que duermen en cada piso
- Número de personas que necesitan ayuda para desalojar el lugar

Describa los posibles tipos de emergencias que pueden ocurrir en el hogar.

- Lesiones (caídas, cortadas)
- Enfermedades repentinas (ataque cardiaco, enfermedad cerebrovascular)
- Desastres naturales (tornado, terremoto)
- Incendios

Una vez que haya recopilado la información puede empezar a desarrollar un plan de acción.

Pida ayuda a los miembros de su hogar. Haga una lista de casos de posibles emergencias y anote la siguiente información debajo de cada una de ellas:

1. La manera en que afectaría a su hogar.
2. El modo en que desea que su familia reaccione ante una emergencia.
3. Los pasos que ya ha tomado para prevenir o reducir el efecto de la emergencia.
4. Los pasos a seguir durante una emergencia.

Un ejemplo de la información que usted anotaría con respecto a un incendio, sería el siguiente:

1. Un incendio puede quemar parcial o totalmente su casa.
2. Si el incendio se inicia en la estufa mientras alguien cocina, esa persona debe usar el extinguidor para apagar el incendio. Si el incendio no puede ser controlado, entonces debe llamar al número local de emergencias. Todos deben abandonar la casa y reunirse en la acera, enfrente de la entrada principal de la vivienda.
3. Usted tiene instalados detectores de humo en la cocina, las escaleras y en los pasillos que llegan a las recámaras, así como un extinguidor en la cocina.
4. Asegúrese de que el extinguidor esté lleno y que todos sepan usarlo. También debe asegurarse de que todos entienden lo que deben hacer en caso de incendio.

Si necesita más información, las siguientes organizaciones podrán proporcionársela:

- Las compañías de seguros
- La oficina que se hace cargo de emergencias en su ciudad o condado
- El departamento de policía
- El departamento de bomberos o escuadrón de rescate

Piense en todas las posibles circunstancias relacionadas con cada emergencia. Considere también aquellas emergencias que puedan ocurrir fuera del hogar y siga el mismo procedimiento para decidir qué se debe hacer. Si otras personas tienen dudas, los demás miembros del hogar podrán ayudarles a decidir conjuntamente los pasos a seguir.

Tome nota de las decisiones tomadas y de esta manera dispondrá de un plan personal. Ensáyenlo y manténganlo actualizado.

EL DESAFIO EN PRIMEROS AUXILIOS

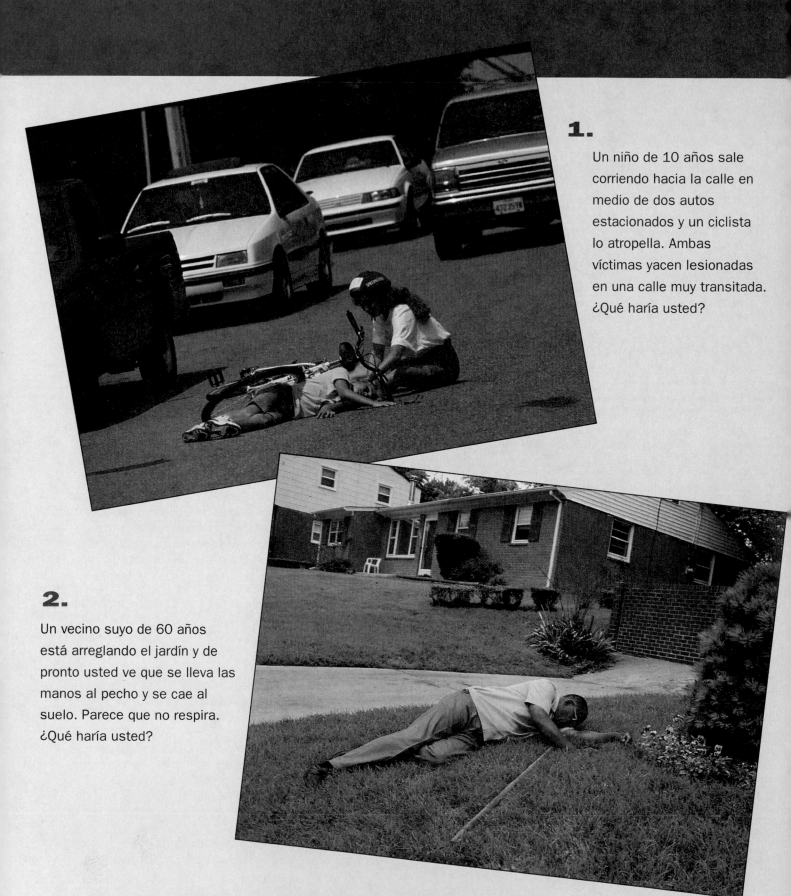

1.

Un niño de 10 años sale corriendo hacia la calle en medio de dos autos estacionados y un ciclista lo atropella. Ambas víctimas yacen lesionadas en una calle muy transitada. ¿Qué haría usted?

2.

Un vecino suyo de 60 años está arreglando el jardín y de pronto usted ve que se lleva las manos al pecho y se cae al suelo. Parece que no respira. ¿Qué haría usted?

Usted ha aprendido los pasos a seguir para actuar durante una emergencia: revisar, llamar y atender. ¿Sabría usted qué hacer durante una emergencia? Ponga a prueba sus conocimientos sobre los pasos a seguir en una emergencia decidiendo qué haría en cada una de las siguientes situaciones. Si usted no está seguro sobre la manera de actuar en cada una de las cuatro situaciones, repase la información en el tema "Cómo Actuar: Pasos a Seguir en Una Emergencia".

3.

Su tía de 50 años se está quejando de "opresión en el pecho" y náusea desde hace varias horas. De repente, siente un dolor muy fuerte en el pecho y tiene dificultad para respirar. ¿Qué haría usted?

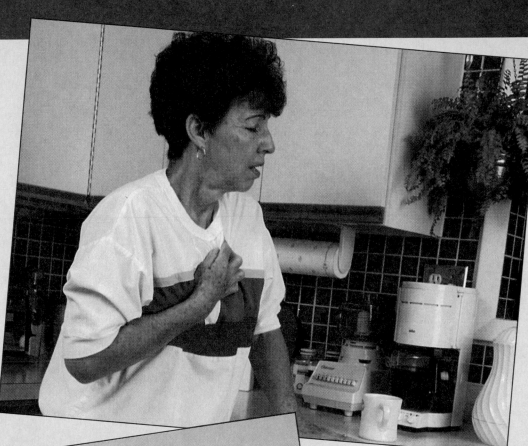

4.

Un lanzador de pelota de la liga infantil de béisbol recibió un pelotazo en el tobillo y cae al suelo adolorido. No se puede mover. ¿Qué haría usted?

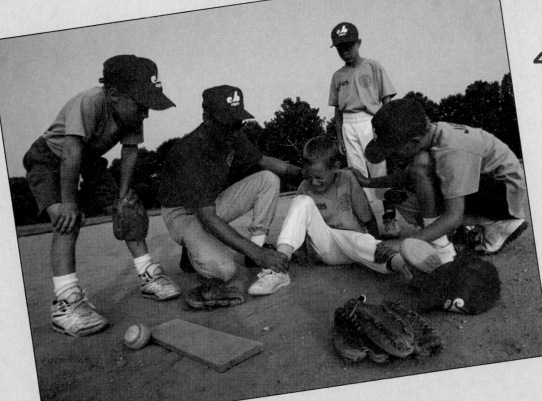

EXAMINE

Cuando se acerque a la víctima, examine primero cualquier situación que ponga en peligro

la vida de ésta, como por ejemplo, el estado de inconsciencia. En muchas emergencias usted

podrá determinar enseguida si la víctima esta inconsciente.

Sin embargo, en algunas ocasiones usted no podrá

hacerlo. Si no está seguro de que la víctima esté

inconsciente, déle un golpecito en el hombro.

El primer paso es determinar si la víctima está consciente. Para hacerlo, toque su hombro y espere alguna reacción. Pregúntele cómo se siente. Llame a la víctima por su nombre, si usted lo sabe. Háblele en voz alta. Si no responde, considérela inconsciente y solicite una ambulancia de inmediato.

A LA VICTIMA

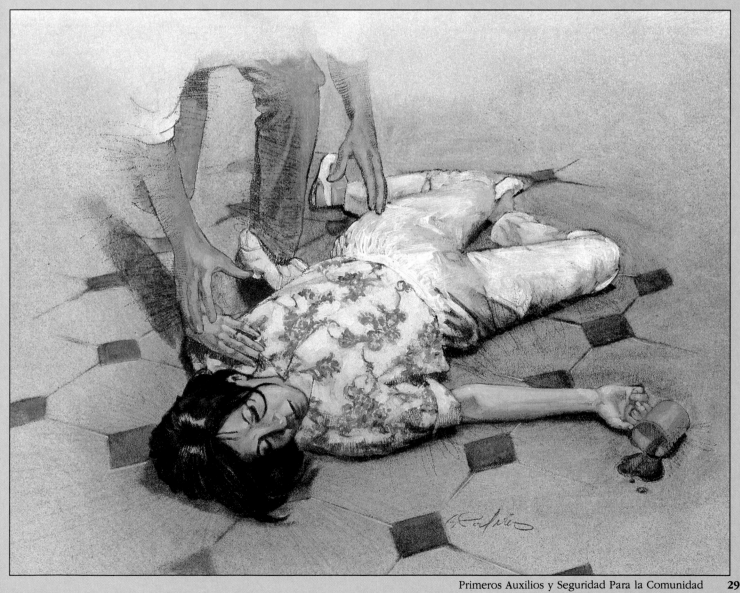

EXAMINANDO A UNA VICTIMA INCONSCIENTE

Regrese junto a la víctima después de solicitar una ambulancia. Si otra persona fue a llamar, examine a la víctima mientras tanto. Determine si existen otras afecciones que puedan poner en peligro la vida de la víctima. Verifique si la víctima inconsciente...

• Respira.
• Tiene pulso.
• Sangra profusamente.

Si la víctima no respira, su vida está en peligro. Coloque su cabeza con el oído junto a la boca y la nariz de la víctima para averiguar si la víctima respira. Trate de ver, escuchar y sentir señales de respiración durante 5 segundos. Observe el pecho para notar si éste sube y baja.

Quizás la víctima está en una posición que no permite la observación, por ejemplo, si está boca abajo y usted no puede darse cuenta de si respira o no. En este caso, puede voltearla suavemente para que quede boca arriba. Asegúrese de que la cabeza y la espalda de la víctima estén alineadas mientras la está volteando.

Incline la cabeza de la víctima hacia atrás, levántele la barbilla y verifique nuevamente si está respirando. Si la víctima respira, significa que el

Verifique si la víctima inconsciente –

■ **Está respirando.**

■ **Tiene pulso.**

■ **Está sangrando profusamente.**

corazón está latiendo y la sangre está circulando. Si no respira, déle a la víctima dos soplos. Luego revise el pulso para saber si el corazón está latiendo.

Para verificar el pulso de un niño o un adulto, coloque sus dedos sobre la manzana de la garganta y luego deslícelos hacia el surco lateral del cuello. Si el corazón está latiendo, sentirá la sangre latiendo en una de las arterias que se encuentran en ambos lados del cuello. Si se trata de un bebé, busque el pulso en la parte interior del brazo, entre el hombro y el codo. Los latidos que usted siente en el cuello o en el brazo se

conocen como pulso. Tómele el pulso durante unos 5 segundos.

Si la víctima tiene pulso pero no respira, tendrá que darle respiración de salvamento. Si la víctima no tiene pulso, significa que su corazón no está latiendo adecuadamente. Usted tiene que mantener la sangre circulando mientras llega la atención médica. Esto lo podrá lograr a través de la reanimación cardiopulmonar (RCP). La respiración de salvamento y la RCP se describirán a continuación en los temas titulados "Cuando Los Segundos Cuentan"

Si la víctima no le responde, considere que está inconsciente. ¡Solicite una ambulancia inmediatamente!

Para verificar la respiración, trate de observar, escuchar y sentir si hay señales de respiración. Al mismo tiempo, observe si el pecho se eleva.

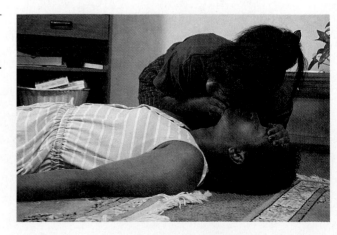

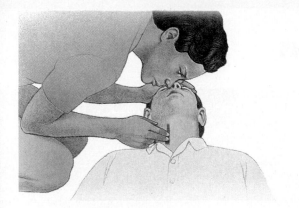

Verifique el pulso para saber si el corazón está latiendo. Verifique el pulso de un adulto o de un niño en la parte lateral del cuello. En el caso de un bebé, se le debe buscar y tomar el pulso en la parte interior del brazo entre el codo y el hombro.

Adulto

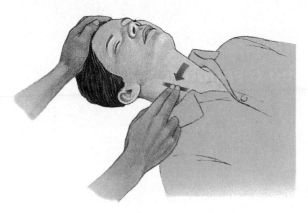

Niño

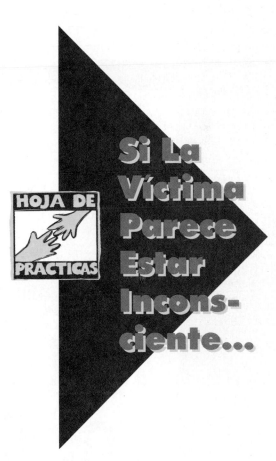

Si La Víctima Parece Estar Inconsciente...

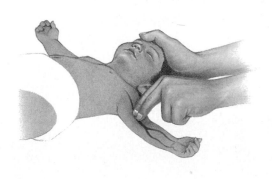

Bebé

Revise el cuerpo de la víctima de la cabeza a los pies en busca de señales de sangrado, tal como ropa manchada de sangre. El sangrado es grave cuando la sangre brota en abundancia de una herida. Casi siempre el sangrado parece más grave de lo que realmente es. Por ejemplo, una cantidad pequeña de sangre parece mayor cuando está mezclada con agua o sobre una superficie lisa. No siempre es fácil reconocer un sangrado profuso. Use su criterio para determinar si el sangrado es profuso o no. De serlo, llame al número local de emergencias.

EXAMINANDO A UNA VÍCTIMA CONSCIENTE

Si la víctima está consciente, pregúntele qué pasó. Si puede contestar es porque está respirando y tiene pulso. Después examine la posibilidad de otras afecciones que pongan en peligro la vida de la víctima o que pudieran amenazarla en algún momento. La víctima puede decirle qué sucedió y cómo se siente. Esta información le ayudará a determinar qué

(Continúa en la pagina 34.)

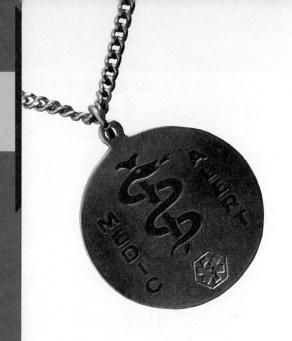

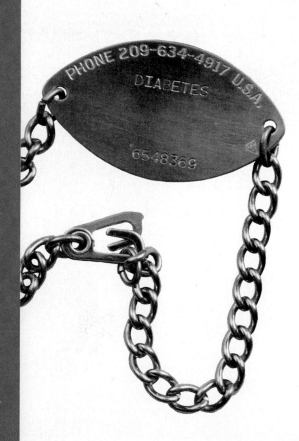

Las placas de alerta médica proporcionan información importante sobre la víctima.

tipo de atención necesita. Este examen consta de dos pasos:

1. Hable con la víctima y/o con cualquier persona que haya observado cómo ocurrió el accidente.
2. Examine a la víctima de la cabeza a los pies para evitar pasar por alto alguna lesión.

No le pida a la víctima que se mueva, ni la mueva usted. La mayoría de las personas lesionadas encuentran una posición cómoda.

Comience examinando la cabeza del lesionado, el cuero cabelludo, luego la cara, los oídos, la nariz y la boca. Busque cortadas, moretones, algunos chichones o depresiones. Note algún cambio en el estado de conciencia o si está somnoliento, confuso o no está alerta. Note cambios en la respiración. Una persona saludable respira con regularidad, con facilidad y suavemente. Los bebés y los niños normalmente respiran más rápidamente que los adultos. La respiración anormal se reconoce cuando se escuchan sonidos extraños de jadeo, sibilancia, gorgoteo, o respiración muy lenta o muy rápida o si se siente dolor al respirar.

Observe el color de la piel y cómo se siente al tacto. Note si se ve rojiza, azulosa, gris o pálida. Toque la frente con el reverso de su mano para saber si se siente húmeda, seca, fría o caliente. La piel proporciona indicios sobre la salud y la lesión o enfermedad de la víctima.

Revise todo el cuerpo. Pregúntele si siente dolor en cualquier parte del cuerpo. Pídale que mueva las partes que no le duelan. Revise los hombros pidiendo a la víctima que los encoja. Luego examine el pecho y el abdomen pidiéndole que respire profundamente. Pídale a la víctima que mueva los dedos, las manos y los brazos. Inspeccione las caderas y las piernas en la misma forma. *No toque ningún área dolorosa mientras hace el examen desde la cabeza hasta los pies. No le pida a la víctima que mueva las partes que le duelan.* Reconozca señales de dolor en la cara y esté atento a sonidos que indiquen dolor, por ejemplo, gritos, quejidos o jadeos.

Busque chichones extraños o depresiones. Recuerde la forma normal del cuerpo para poder identificar estas áreas diferentes. Para comprobar si algo está fuera de lo normal, compárelas con las del otro lado del cuerpo.

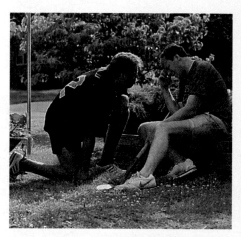

Si la víctima puede hablar, usted sabrá que ésta respira y tiene pulso.

Busque algún brazalete de alerta médica o una cadena con una placa en el cuello o la muñeca de la víctima. Ambas le darán información médica sobre la víctima, cómo atender al lesionado y a quién avisar.

Una vez que usted haya terminado el reconocimiento, si la víctima puede mover su cuerpo sin dolor y no hay señales de otras lesiones, puede descansar sentada. Usted puede ayudar a la víctima a ponerse de pie cuando ésta se sienta capaz.

A medida que usted continúe leyendo aprenderá más sobre las emergencias que ponen en peligro la vida, por ejemplo, los problemas respiratorios y los cardiacos.

Cambiar los hábitos cotidianos puede mejorar su calidad de vida y reducir la probabilidad de enfermedades y lesiones. El siguiente listado de afirmaciones puede ayudarlo a identificar algunos pasos importantes para gozar de una vida más saludable y segura. Ponga una marca en el cuadro al lado de la afirmación que represente su modo de actuar. Los cuadros sin marcas indican sus áreas de riesgo.

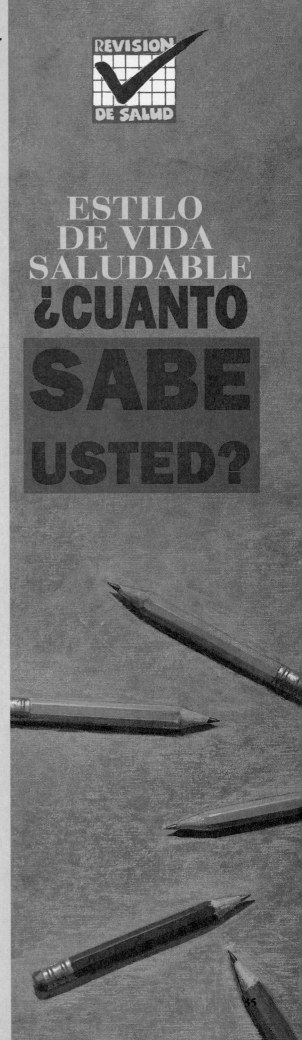

Tensión ("Stress")

- ☐ 1. Planifico mi día libre dejando tiempo para la recreación.
- ☐ 2. Duermo lo suficiente.
- ☐ 3. Expreso sentimientos de enojo y de preocupación.
- ☐ 4. Tomo decisiones sin preocuparme o preocupándome poco.
- ☐ 5. Establezco metas realistas para mí mismo.
- ☐ 6. Soy responsable de mis acciones.
- ☐ 7. Manejo la tensión de manera que no afecte mi salud física.
- ☐ 8. Discuto los problemas con amigos y familiares.

Salud Física

- ☐ 9. Sigo una dieta balanceada.
- ☐ 10. Me someto a un examen médico periódicamente.
- ☐ 11. Me someto a un examen dental periódicamente.
- ☐ 12. Me someto a un examen de la vista periódicamente.
- ☐ 13. Evito el uso de sustancias ilícitas.
- ☐ 14. Tomo menos de 5 bebidas alcohólicas por semana.
- ☐ 15. Evito el consumo de bebidas alcohólicas cuando tomo medicamentos.
- ☐ 16. Cuando tomo medicamentos, sigo las instrucciones de la etiqueta.

Seguridad Personal

- ☐ 17. Mantengo mi vehículo en buenas condiciones.
- ☐ 18. Obedezco las leyes de tránsito.
- ☐ 19. Uso los cinturones de seguridad cuando viajo en automóvil.
- ☐ 20. Mantengo en buenas condiciones el equipo recreativo.
- ☐ 21. Uso un chaleco salvavidas (equipo de flotación personal) cuando disfruto de actividades acuáticas como la pesca, esquí acuático y paseos en lancha.
- ☐ 22. Nado solamente cuando hay otras personas presentes.

Seguridad en el Hogar

- ☐ 23. Coloco los números locales de emergencias junto al teléfono.
- ☐ 24. Tengo detectores de humo de pilas en mi hogar.
- ☐ 25. Guardo los medicamentos en un lugar seguro fuera del alcance de los niños.
- ☐ 26. Guardo los limpiadores y otros materiales venenosos en un lugar seguro.
- ☐ 27. Apago el horno y los aparatos electrodomésticos después de usarlos.
- ☐ 28. Mantengo en mi hogar un extinguidor que funciona bien.
- ☐ 29. Tengo un plan de emergencias para casos de lesiones, enfermedades repentinas y desastres naturales.
- ☐ 30. Practico los planes de emergencia con la familia y amistades.

35

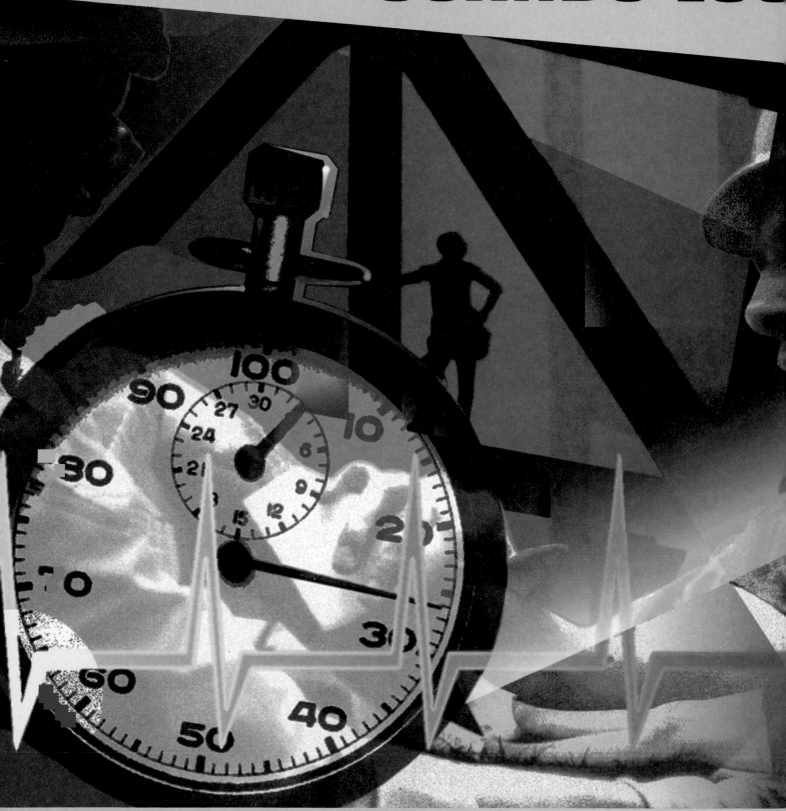

CUANDO LOS

SEGUNDOS CUENTAN

EMERGENCIAS QUE PONEN EN PELIGRO LA VIDA DE LOS ADULTOS

En una emergencia que pone en peligro la vida, es necesario proporcionar ayuda de inmediato. En pocos segundos una persona puede morir. Una emergencia pone en peligro la vida si la víctima está inconsciente, no respira o respira con dificultad, no tiene pulso, o sangra profusamente.

Afortunadamente, la mayoría de las víctimas que usted encontrará estarán conscientes. Muy probablemente ellas podrán hablar y le dirán qué les sucede o se comunicarán por medio de gestos. Usted podrá hacerles preguntas. Pero cuando la persona no recobra

0 minutos: La respiración se detiene y pronto el corazón dejará de lati

4-6 minutos: Posible daño cerebral.

6-10 minutos: Probable daño cerebral.

Más de 10 minutos: Daño cerebral irreversible.

el conocimiento, es difícil averiguar qué otros problemas existen, excepto que la persona está inconsciente. La inconsciencia es una señal de que la vida de la víctima corre peligro. Mientras usted examina a la víctima para saber si respira, tiene pulso o sangra profusamente, es necesario que otra persona solicite una ambulancia.

Quizás usted tenga que ayudar a una persona que está inconsciente, pero que respira normalmente y tiene pulso. Por ejemplo, una persona puede haberse golpeado la cabeza en una caída o únicamente puede haberse desmayado. En esos casos, asegúrese de que alguien llame al número local de emergencias. No hay necesidad de cambiar de lugar a la persona mientras esté respirando normalmente. Sitúe a la persona de lado si vomita, límpiele la boca y la garganta. Si deja de respirar, colóquela boca arriba y déle respiración de salvamento según se indica más adelante. Si usted está solo y tiene que dejar a la víctima por alguna razón, como para llamar al Servicio Médico de Urgencias, colóquela de lado por si ésta vomita durante su ausencia.

La pérdida de conciencia casi siempre indica otras afecciones que pueden amenazar la vida de la víctima. Una persona inconsciente muere

Este cronómetro indica que el tiempo es un factor crítico durante una emergencia que amenaza la vida. Es decir, si la persona no recibe oxígeno pocos minutos después de detenerse la respiración, ésta sufrirá daño cerebral o muerte.

pronto si el corazón deja de latir y si la respiración se detiene. Usted debe descubrir y atender estas dos condiciones lo antes posible.

Emergencias Respiratorias

El cuerpo requiere un suministro constante de oxígeno para poder sobrevivir. Cuando usted inhala aire por la nariz y la boca, el aire avanza hacia la garganta, a través de la tráquea y entra en los pulmones. Esta vía que va desde la nariz y la boca hasta los pulmones se denomina vía aérea, que es comúnmente conocida como vía respiratoria. Cuando el aire llega a los pulmones, el oxígeno en el aire se transfiere a la sangre. La sangre transporta el oxígeno al cerebro, al corazón y a las demás partes del cuerpo.

Ciertas emergencias amenazan la vida porque reducen o eliminan el

(Continúa en la página 40.)

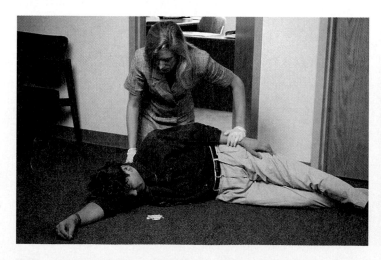

Si la víctima vomita, sitúela de lado y límpiele la boca.

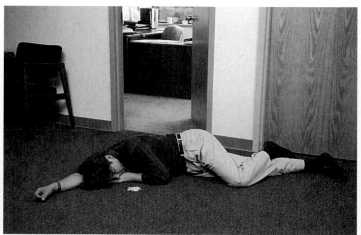

Si está solo y tiene que dejar sola a una víctima inconsciente, colóquela de lado por si ésta vomita durante su ausencia.

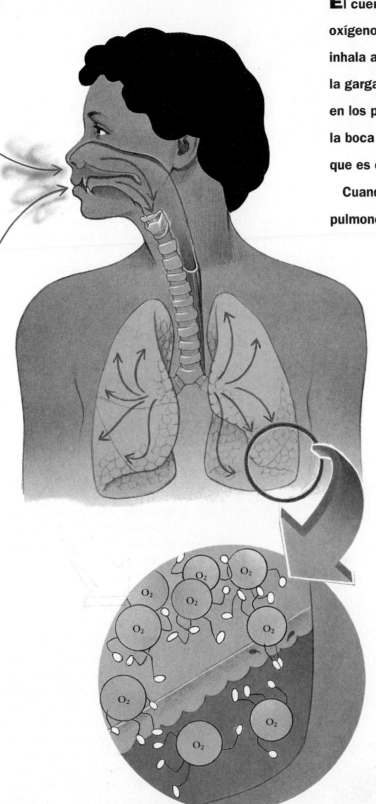

El cuerpo requiere un suministro constante de oxígeno para sobrevivir. Cuando usted inhala aire a través de la boca, el aire baja por la garganta, a través de la tráquea y entra en los pulmones. Esta vía que va desde la nariz y la boca hasta los pulmones se denomina vía aérea, que es comúnmente conocida como vía respiratoria.

Cuando el aire que usted respira llega a los pulmones, el oxígeno es extraído y transferido a la sangre que lo hará circular a todo el cuerpo por medio de grandes vasos sanguíneos denominados arterias.

Las lesiones o enfermedades que afectan la respiración o el latido del corazón, o aquéllas que causan sangrados, pueden interrumpir el suministro de oxígeno. Si los pulmones no reciben el oxígeno suficiente, o éste no circula adecuadamente por el cuerpo, ésto acarrea una emergencia que pone en peligro la vida. Usted debe actuar inmediatamente.

SEÑALES DE EMERGENCIAS RESPIRATORIAS

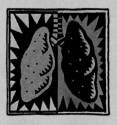

La respiración es lenta o rápida.

La respiración es demasiado profunda
o demasiado superficial.

La víctima jadea.

La víctima emite sonidos agudos,
sibilancia o gorgoteo.

La piel de la víctima está demasiado
húmeda.

La piel tiene un aspecto enrojecido,
pálido o azuloso.

La víctima siente que le falta el aire.

La víctima se siente mareada o aturdida.

La víctima siente dolor en el pecho u hormigueo
en las manos o en los pies.

suministro de oxígeno al cuerpo. Por ejemplo, cuando una persona tiene dificultad para respirar, su cuerpo no tiene suficiente oxígeno. Cuando la respiración o el corazón se detiene, el cuerpo no recibe oxígeno. El cerebro sufrirá daño o la persona morirá si su cerebro no recibe oxígeno unos minutos después de interrumpirse la respiración.

Una emergencia respiratoria ocurre cuando el problema respiratorio es tan severo que la vida de la víctima está en peligro. En el tema titulado "Examine a la Víctima", usted aprendió la importancia de determinar si una víctima inconsciente respira. También aprendió que si la víctima respira, usted debe determinar si tiene dificultad para respirar.

Las emergencias respiratorias pueden ser causadas por una lesión o una enfermedad. Por ejemplo, si el corazón deja de latir, la respiración también se detendrá. Atragantarse o sufrir una lesión o una enfermedad en el área del cerebro que controla la respiración puede afectarla o detenerla. Una de las razones por las que una persona inconsciente deja de respirar es que la lengua se va hacia atrás y obstruye la vía aérea.

El daño a los músculos o a los huesos del pecho puede ocasionar una respiración dolorosa o difícil. Las descargas eléctricas y los ahogos pueden detener la respiración. Las reacciones severas a ciertos venenos, fármacos, picaduras de insectos y alimentos pueden ocasionar emergencias respiratorias. Otras causas son la angustia, la exaltación y las enfermedades como el asma.

El asma, por ejemplo, es una enfermedad que estrecha los pasajes del aire. Ello ocasiona dificultad para respirar, lo cual causa temor. El asma puede ser precipitada por una reacción alérgica a un alimento, al polen, a medicinas o a una picadura de insecto. La actividad física y la angustia emocional también pueden provocar un ataque de asma. Las personas que padecen asma la controlan con medicamentos que casi siempre llevan consigo.

El asma es más común en niños y adultos jóvenes que en personas mayores. Usted puede reconocer un ataque de asma por el sonido silbante que la persona emite al respirar.

La hiperventilación ocurre cuando una persona respira más rápidamente de lo normal. A menudo sucede cuando la persona siente miedo o está angustiada y suele afectar a personas tensas y nerviosas. Sin embargo, también puede ser causada por lesiones en la cabeza, sangrado profuso o enfermedades tales como fiebre alta, insuficiencia cardíaca, enfermedades pulmonares y emergencias diabéticas. El asma y el ejercicio también pueden provocar la hiperventilación.

Las personas que se hiperventilan respiran rápida y superficialmente. Sienten que no tienen suficiente aire. Casi siempre están atemorizadas y angustiadas o parecen confusas. Pueden decir que se sienten mareadas o no tener ninguna sensación en los dedos de las manos y los pies o sentir hormigueo.

Las reacciones alérgicas también producen problemas respiratorios. Al principio, la reacción se manifiesta como una erupción y una sensación de opresión en el pecho y en la garganta. Pero esta condición puede amenazar la vida. La cara, el cuello y la lengua de la víctima pueden inflamarse y obstruir la vía aérea.

Las reacciones alérgicas severas pueden ser causadas por picaduras de insectos, ciertos alimentos y medicamentos. Las personas que han sufrido reacciones alérgicas severas pueden haber aprendido a evitarlas. También pueden llevar consigo el medicamento para contrarrestar la reacción. Si no se les atiende adecuadamente, las reacciones alérgicas severas pueden poner en peligro la vida.

Aunque existen muchas causas de emergencias respiratorias, no es necesario conocerlas con exactitud para poder atender a la víctima. Sin embargo, usted necesita darse cuenta si una persona no respira o tiene dificultad para respirar.

La respiración normal es suave y

Si Una Persona Tiene Dificultad Para Respirar

silenciosa. La persona no debe esforzarse ni hacer ruido al respirar. Las respiraciones no deben ser rápidas, ni espaciadas, ni deben causar dolor.

El tipo de emergencia respiratoria

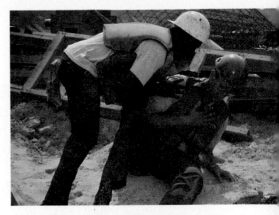

Una persona que respira con dificultad podrá respirar mejor estando sentada.

que usted probablemente enfrentará será una persona consciente con problemas para respirar. Normalmente, usted puede identificar un problema respiratorio observando y escuchando la respiración de la persona y preguntándole cómo se siente. También debe observar el aspecto de la piel de la víctima.

Las personas con problemas respiratorios parecen no poder recobrar el aliento. Pueden jadear al respirar.

Cuando la Respiración es Muy Rápida, Muy Lenta, Ruidosa o Dolorosa,

¡Solicite una Ambulancia Inmediatamente!

Parece que respiran más rápida o más lentamente de lo normal. La respiración puede ser demasiado superficial o demasiado profunda. Pueden emitir ruidos extraños, como sibilancias, gorgoteos o sonidos agudos. Tal vez tengan dificultad para hablar con usted o no puedan hablar. Su piel puede parecer húmeda y enrojecida al principio. Luego puede volverse pálida o azulosa porque hay menos oxígeno en la sangre.

Las personas con problemas respiratorios pueden decir que se sienten mareadas o aturdidas. Pueden sentir dolor en el pecho u hormigueo en las manos y los pies. Pueden estar atemorizadas o angustiadas.

La clave para evitar que un problema respiratorio se convierta en una emergencia más seria consiste en reconocer las señales y brindar atención. Un problema respiratorio, como atragantarse, puede ser la causa de que la respiración se detenga completamente. La dificultad al respirar puede ser la primera señal de una emergencia más grave, como un problema cardiaco.

Si una persona tiene dificultad para respirar, ayúdela a descansar en una posición cómoda. Normalmente, estar sentado es más cómodo porque es más fácil respirar estando sentado. Revise si hay algún otro problema si la víctima está consciente. Recuerde que una persona con problemas para respirar puede tener dificultad para hablar. Pregúnte a los espectadores si tienen alguna información sobre la afección de la víctima. La víctima puede mover la cabeza para indicar si está de acuerdo (sí) o si está en desacuerdo (no). Tranquilice a la víctima y reduzca su angustia. Esto puede facilitar su respiración.

Si la víctima respira rápidamente (hiperventilada) y usted está seguro de que se debe a causas emotivas, como temor o exaltación, dígale que intente relajarse y respirar más despacio. Una víctima que se está hiperventilando por

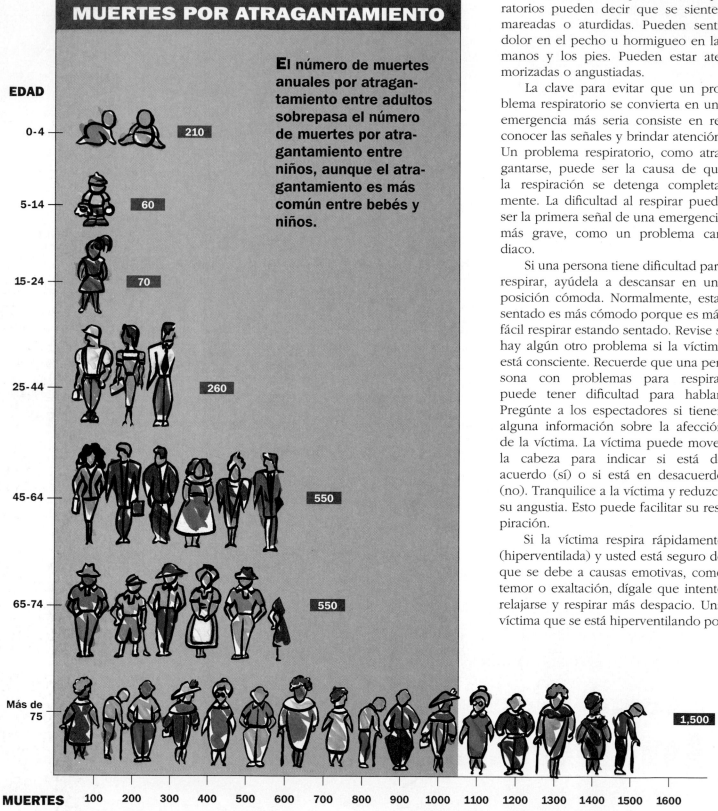

MUERTES POR ATRAGANTAMIENTO

El número de muertes anuales por atragantamiento entre adultos sobrepasa el número de muertes por atragantamiento entre niños, aunque el atragantamiento es más común entre bebés y niños.

EDAD

0-4	210
5-14	60
15-24	70
25-44	260
45-64	550
65-74	550
Más de 75	1,500

MUERTES   100 200 300 400 500 600 700 800 900 1000 1100 1200 1300 1400 1500 1600

National Safety Council. *Accident Facts,* 1991 Edition.

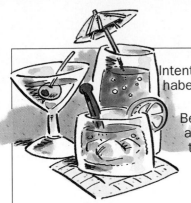

Intentar tragar pedazos grandes de alimentos sin haberlos masticado bien.

Beber alcohol antes o durante las comidas (el alcohol adormece los nervios que controlan la acción de tragar los alimentos).

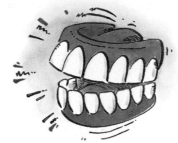

Causas Comunes de Atragantamiento

El uso de dentaduras postizas (las dentaduras no permiten determinar si los alimentos han sido bien masticados antes de tragarlos).

Comer mientras habla con emoción, risa o deprisa.

Caminar, jugar o correr con alimentos u objetos en la boca.

---

razones emotivas, volverá a respirar normalmente cuando se haya calmado y tranquilizado. Si la respiración de la víctima no se normaliza, puede tratarse de un problema grave. Solicite una ambulancia inmediatamente si la respiración es demasiado lenta, demasiado rápida, ruidosa o dolorosa.

Si Una Persona Se Está Atragantando

El atragantamiento es una emergencia respiratoria común. Una persona consciente que se está atragantando tiene la vía aérea obstruida parcial o totalmente por un pedazo de alimento u otro objeto. Si la obstrucción es total, la persona no podrá respirar. Si la obstrucción es parcial, la víctima podrá seguir respirando, aunque con dificultad.

Una persona con una obstrucción parcial puede hacer llegar suficiente aire a sus pulmones como para toser o emitir un silbido. La persona puede incluso tener suficiente aire para hablar.

Si la persona está tosiendo vigorosamente, deje que trate de toser para que expulse el objeto. Una persona que recibe suficiente aire para toser o hablar, también tiene suficiente aire para respirar. Manténgase junto a la persona y anímela a que continúe

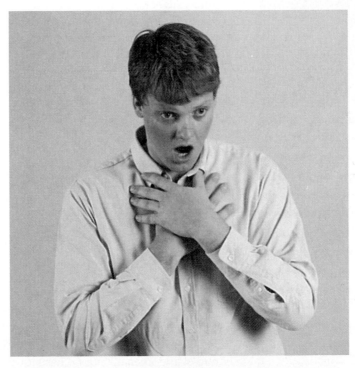

El llevarse una o ambas manos a la garganta es reconocido universalmente como una señal de atragantamiento.

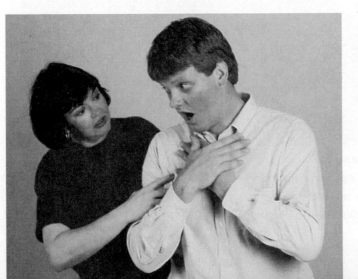

Si una persona atragantada tose vigorosamente, anímela a que siga tosiendo.

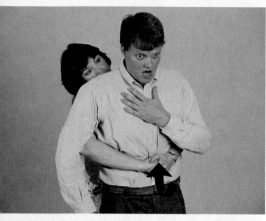

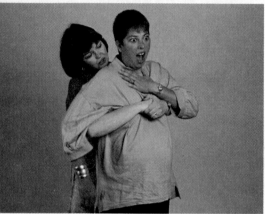

Una persona que no puede hablar, ni toser, ni respirar, se está atragantando. Presione el abdomen firme y rápidamente hacia arriba justo arriba, pero no encima, del ombligo hasta que la vía aérea quede despejada (arriba). Comprímale el pecho si la víctima es muy gruesa o muestra señales de embarazo (abajo).

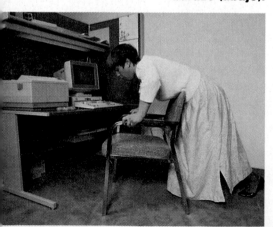

Usted mismo puede aplicarse presiones abdominales presionándose el abdomen contra un objeto firme como el respaldo de una silla.

tosiendo. Sin embargo, si la persona sigue tosiendo pero no expulsa el objeto, solicite una ambulancia.

Una vía aérea parcialmente obstruida puede obstruirse totalmente muy pronto. Una persona cuya vía aérea está totalmente obstruida no puede hablar, ni toser vigorosamente, ni puede respirar. Algunas veces, la persona puede toser débilmente o emitir un sonido agudo. Esto indica que la persona no está recibiendo suficiente aire para mantenerse viva. ¡Actúe inmediatamente! Pida a un espectador que solicite una ambulancia mientras usted provée atención.

Cuando alguien se está atragantando usted tiene que desalojar pronto el objeto de la vía aérea. Para hacerlo, presione con firmeza el abdomen de la víctima siguiendo una secuencia rápida. Estas presiones abdominales se conocen también con el nombre de Maniobra de Heimlich. Estas maniobras empujan el abdomen hacia arriba transmitiendo la presión a los pulmones y la vía aérea. Esta acción obliga al aire en los pulmones a expulsar el objeto hacia fuera de la vía aérea, similar al corcho saliendo de la botella de champán.

Para dar presiones abdominales póngase de pie detrás de la víctima. Coloque sus brazos alrededor de la cintura de la víctima. Haga un puño con una de sus manos y empuje el lado del dedo pulgar contra la parte media del abdomen de la víctima, justo arriba, pero no encima, del ombligo y debajo de las costillas. Tome su puño con la otra mano y presione repetida y rápidamente hacia adentro y hacia arriba contra el abdomen. Continúe hasta que el objeto sea expulsado o hasta que la víctima quede inconsciente. Si la víctima queda inconsciente, siga los procedimientos que ha aprendido anteriormente para examinar a una víctima inconsciente.

Si una víctima consciente es demasiado gruesa para que usted pueda colocar sus brazos alrededor de ella, entonces aplíquele la presión sobre el pecho en vez del abdomen. Deberá hacer lo mismo si la víctima es una mujer embarazada.

(Continúa en la página 46.)

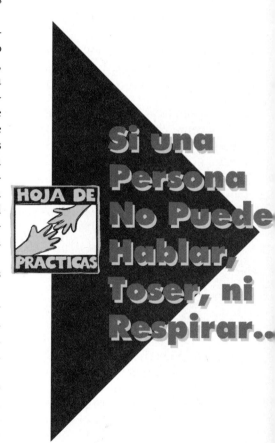

HOJA DE PRACTICAS

Si una Persona No Puede Hablar, Toser, ni Respirar...

Aplique presiones abdominales

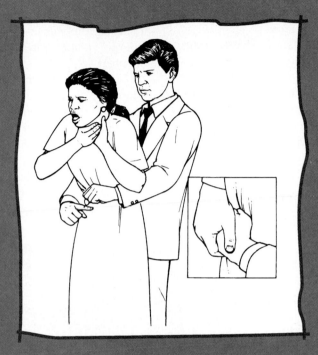

PASO 1

Coloque el puño con el lado del pulgar en la parte media del abdomen justo arriba, pero no encima, del ombligo. Tome el puño con la otra mano.

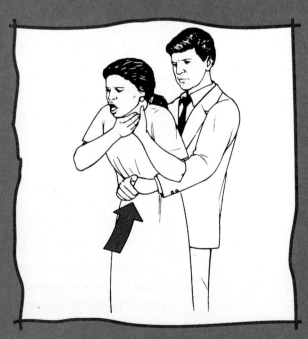

PASO 2

Presione hacia dentro y hacia arriba rápidamente.

Continúe hasta que el objeto sea expulsado o hasta que la persona quede inconsciente.

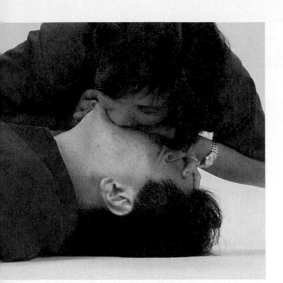

Para dar respiración de salvamento, inclínele la cabeza hacia atrás, levántele la barbilla y apriétele la nariz. Respire despacio y suavemente en la boca de la víctima.

Las compresiones en el pecho para una víctima consciente se aplican de la misma forma que las presiones en el abdomen, sólo varía el lugar donde se colocan las manos. Coloque su puño contra la parte media del esternón de la víctima. Coloque su otra mano sobre el puño y comprima el pecho con movimientos rápidos.

Si usted está solo y se está atragantando puede aplicarse las presiones abdominales con sus propias manos. Otra opción es inclinarse y presionar su propio abdomen contra cualquier objeto firme como el respaldo de una silla, un barandal, o el lavabo de la cocina. No se recline sobre un borde afilado o una esquina que le pueda lastimar.

Si Una Persona No Respira

Si una persona deja de respirar, o si la respiración se ha restringido por bastante tiempo, la persona quedará inconsciente, su corazón dejará de latir y la sangre ya no circulará por el cuerpo. Entonces los otros sistemas del cuerpo empezarán a fallar rápidamente.

Cuando una persona deja de respirar usted tiene que respirar por ella. Esto se conoce como respiración de salvamento. Es una forma de introducir aire en la persona para proporcionarle el oxígeno necesario para sobrevivir. La respiración de salvamento se le proporciona a cualquier persona inconsciente que no respira.

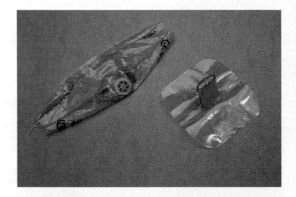

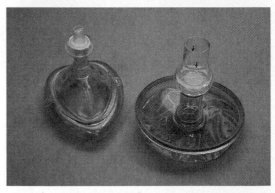

Las mascarillas o protectores le permitirán evitar el contacto con la saliva u otros líquidos corporales de la persona si se colocan entre la boca de la víctima y la suya.

Cuando una persona deja de respirar usted tiene que respirar por ella. Esto se conoce como

Respiración de Salvamento

Cuando Usted Proporcione Respiración de Salvamento,

sople *lentamente* en la boca de la víctima hasta que el pecho se eleve ligeramente.

Para dar respiración de salvamento, primero incline la cabeza de la víctima hacia atrás, levantándole la barbilla para alejar la lengua de la parte posterior de la garganta. Esto abre la vía aérea, o sea la vía que transporta el aire desde la nariz y la boca hasta los pulmones. Coloque su oreja cerca de la boca de la víctima. Revise la respiración durante unos 5 segundos observando el pecho, escuchando y sintiendo la respiración. Si no observa, escucha, ni siente señales de respiración, debe empezar a darle respiración de salvamento.

Apriete la nariz de la víctima para que no se salga el aire y haga un sello alrededor de la boca de la víctima con su boca. Respire despacio y suavemente en la boca de la víctima hasta que usted vea que el pecho de ésta se eleva. Déle 2 soplos de una duración de 1½ segundos aproximadamente. Haga una pausa entre los soplos para dejar el aire fluir hacia afuera. Observe si se eleva el pecho de la víctima cada vez que dé los soplos, para asegurarse de que el aire está entrando.

Verifique el pulso después de dar los 2 soplos lentos iniciales. Si siente el pulso, pero la víctima todavía no respira, déle 1 soplo cada 5 segundos aproximadamente. Para mantener el ritmo y duración de los soplos, cuente "uno, un mil; dos, un mil; tres, un mil". Al llegar a "cuatro, un mil"; inhale y

vuelva a darle otro soplo a la víctima en vez de contar "cinco, un mil". Contando de esta manera se asegura de que da 1 soplo en aproximadamente 5 segundos. Verifique el pulso después de 10 ó 12 soplos para asegurarse de que el corazón sigue latiendo. Si la víctima tiene pulso pero no respira, continúe la respiración de salvamento. Vuelva a verificar el pulso después de cada 10 ó 12 soplos. Continúe la respiración de salvamento hasta que una de las siguientes situaciones ocurra:

- La víctima empieza a respirar sin su ayuda.
- La víctima no tiene pulso (empiece la reanimación cardiopulmonar, RCP).
- Otro rescatador entrenado lo sustituye.
- Usted se siente agotado y no puede continuar.

Tal vez usted se siente incómodo con la idea de dar respiración de salvamento a un desconocido. La preocupación por la posible transmisión de una enfermedad es comprensible, sin embargo, las probabilidades de adquirir una enfermedad de esta manera son sumamente bajas. El uso de barreras, tales como mascarillas y protectores colocados entre su boca y la boca de la víctima, evita el contacto con la sangre, la saliva y otros líquidos corporales de la víctima. Los dispositivos que tienen una válvula unidireccional permiten que el aire pase de usted a la

(Continúa en la página 50.)

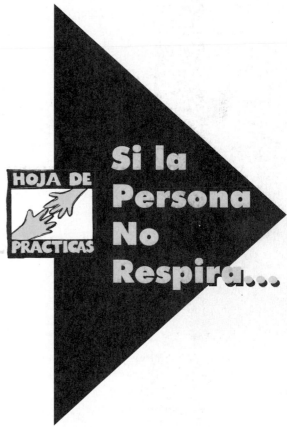

HOJA DE PRACTICAS

Si la Persona No Respira...

Proporcione respiración de salvamento

Ya se ha llamado al número local de emergencias.
Si al verificar la respiración, nota que la persona no respira...

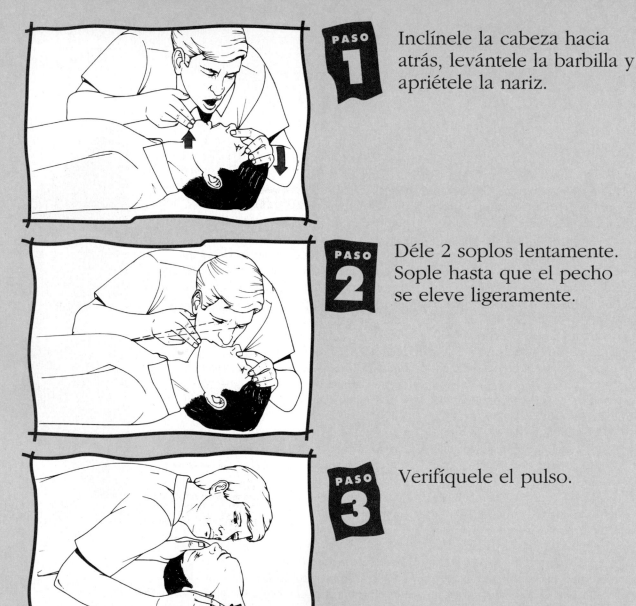

PASO 1
Inclínele la cabeza hacia atrás, levántele la barbilla y apriétele la nariz.

PASO 2
Déle 2 soplos lentamente. Sople hasta que el pecho se eleve ligeramente.

PASO 3
Verifíquele el pulso.

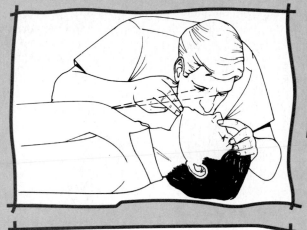

Si la persona tiene pulso pero aún no respira ...

PASO 4 — Déle 1 soplo lentamente cada 5 segundos aproximadamente. Haga esto por 1 minuto (unos 12 soplos).

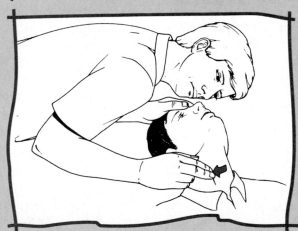

PASO 5 — Verifíquele de nuevo el pulso y la respiración aproximadamente cada minuto.

Continúe con la respiración de salvamento mientras la persona tenga pulso pero no respire.

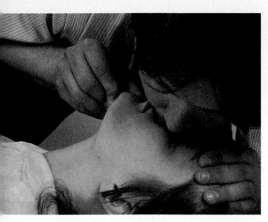

Para proporcionar la respiración de boca a nariz, mantenga la cabeza de la víctima inclinada hacia atrás y ciérrele la boca. Después, selle su boca alrededor de la nariz de la víctima y sople hacia el interior de la nariz.

víctima, pero no en sentido contrario. Algunos de estos aparatos son tan pequeños que caben en un bolsillo o en la guantera de su auto. También debería tener uno en su botiquín de primeros auxilios.

Cuando dé respiración de salvamento asegúrese de que el aire entra en los pulmones y no en el estómago. Esto puede suceder si usted sopla durante demasiado tiempo, con mucha fuerza o si no abre la vía aérea lo suficiente.

Mantenga la cabeza de la víctima inclinada hacia atrás para evitar la entrada del aire al estómago. Sople *lentamente* en la boca de la víctima, lo suficiente para que se le eleve el pecho. Cada soplo debe durar alrededor de 1½ segundos. Haga una pausa entre los soplos para que el aire salga de los pulmones y para que usted tenga oportunidad de inhalar aire.

El aire en el estómago puede provocar vómito a la víctima. Cuando una persona inconsciente vomita, el vómito puede entrar en los pulmones y obstruir la respiración. El aire en el estómago dificulta el movimiento del diafragma, que es el músculo que controla la respiración y ésto, a su vez, dificulta que los pulmones se llenen de aire.

La víctima puede vomitar aunque usted le esté dando respiración de salvamento apropiadamente. Si ésto sucede, gire a la víctima hacia un lado y límpiele la boca. De ser posible, use guantes desechables u otra protección, como gasa o un pañuelo para limpiarle la boca. Luego coloque a la víctima boca arriba para continuar la respiración de salvamento.

Algunas veces usted no podrá crear un sello hermético en la boca de la víctima. En los siguientes casos se hace muy difícil: cuando la mandíbula o la boca de la víctima está lesionada o está fuertemente cerrada y no se puede abrir o si la boca de usted es muy pequeña y no cubre la boca de la víctima. Si no puede lograr un sello hermético entonces puede dar los soplos a través de la nariz. Incline la cabeza de la víctima hacia atrás y cierre la boca empujando la barbilla. Selle la nariz de la víctima con su boca y sople hacia el interior de la nariz. De ser posible, abra la boca de la víctima entre los soplos para dejar salir el aire.

En raras ocasiones usted verá un orificio en el cuello de la víctima cuando le incline la cabeza hacia atrás para verificar su respiración. Esta víctima pudo haberse sometido a una operación para quitarle parte de la tráquea. La víctima respira a través de este orificio, denominado estoma, en vez de respirar por la nariz o la boca. Probablemente tendrá alguna señal de alerta médica, como un brazalete para identificar su condición. Observe, escuche y sienta señales de respiración colocando su oído sobre el estoma.

Es posible que necesite aplicar respiración de salvamento a una víctima con un estoma, un orificio en la parte anterior de la garganta *(izquierda)*. Para verificar la respiración, trate de observar, escuchar y sentir la respiración acercando el oído al estoma *(centro)*. Para darle respiración de salvamento, selle su boca alrededor del estoma de la víctima y comience a soplar para introducir aire en la víctima *(derecha)*.

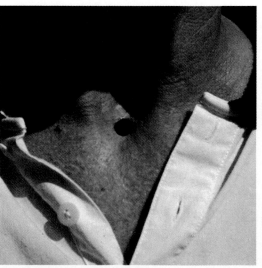

Hartman Films

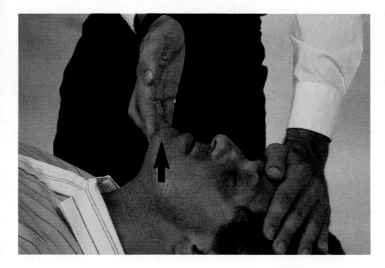

Para darle respiración de salvamento, respire en el estoma de la misma manera que lo haría en la boca.

Quizás usted tenga que atender a una persona inconsciente que estuvo a punto de ahogarse. De ser así, saque a la persona del agua lo más rápidamente posible. Si la víctima no respira, usted tendrá que respirar por ella.

Por último, tome especial precaución con una víctima con una lesión en la cabeza, el cuello o la columna. Estas lesiones pueden haber sido ocasionadas por una caída, un choque de autos o un golpe al zambullirse en el agua. Trate de no mover la cabeza o el cuello de la víctima si sospecha este tipo de lesión. Cuando verifique la respiración y dé respiración de salva-

mento, trate de levantarle la barbilla sin inclinarle la cabeza. Si usted está tratando de respirar por la persona y el aire no entra, incline muy ligeramente la cabeza de la víctima hacia atrás. Esto debería ser suficiente para que el aire penetre. Si el aire aún no entra, inclínele la cabeza un poco más. Es poco probable que el inclinarle ligeramente la cabeza un poco más le ocasione mayor daño al cuello. Recuerde que la necesidad principal de una víctima que no respira es recibir aire.

Si El Aire No Entra

Si el pecho de la víctima no sube ni baja mientras usted le da soplos,

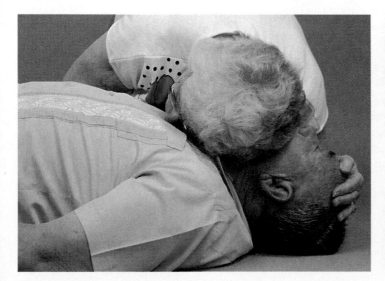
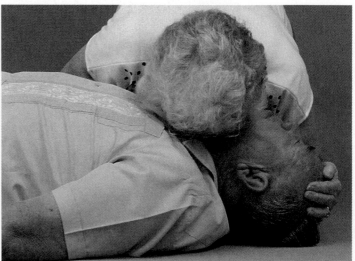

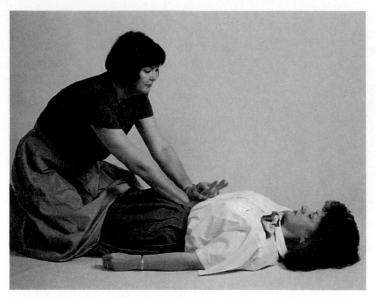

Para aplicar presiones abdominales a una víctima inconsciente, coloque la base de la palma de una mano justo arriba, pero no encima, del ombligo. Coloque la otra mano sobre la primera. Con los dedos apuntados hacia la cabeza de la víctima, aplíquele presiones rápidas hacia adentro y hacia arriba.

puede ser que no le haya inclinado la cabeza hacia atrás lo suficiente. Inclínele la cabeza de nuevo y repita los soplos. Si sus respiraciones aún no entran, es probable que tenga la vía aérea obstruida. La vía aérea puede obstruirse porque la lengua quedó recargada en la parte posterior de la garganta, o por algún alimento, un objeto, o líquidos tales como la sangre o la saliva.

Si usted trató de darle 2 soplos lentos, volvió a inclinarle la cabeza y trató de nuevo de dar 2 soplos más sin éxito, usted debe tratar de despejar la vía aérea. Esto se logra aplicando hasta 5 presiones abdominales y tratando de sacar el objeto de la boca con su dedo.

Para aplicar presiones abdominales a una persona inconsciente colóquese a horcajadas sobre una o ambas piernas de la víctima. Coloque la base de la palma de una mano en la parte media del abdomen justo arriba, pero no encima, del ombligo. Coloque la otra

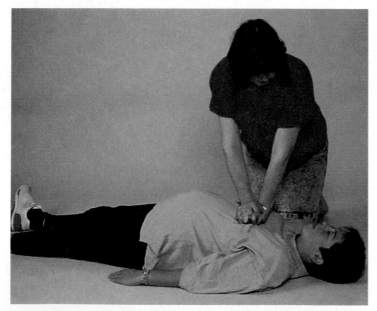

Si la víctima inconsciente es una mujer embarazada, arrodíllese al lado de la víctima y colóquele la base de la palma de una de sus manos en la parte media del esternón, luego ponga su otra mano sobre la primera y aplíquele compresiones en el pecho rápidas sólo hacia dentro

mano sobre la primera. Los dedos de ambas manos deben apuntar directamente hacia la cabeza de la víctima. Aplique hasta 5 presiones rápidas hacia adentro del abdomen y en la dirección de la cabeza de la víctima.

Después de aplicar 5 presiones, levante el maxilar inferior y la lengua de la víctima con sus dedos y el pulgar. Deslice un dedo de la otra mano a lo largo del interior de la mejilla de la víctima y trate de enganchar el objeto para sacarlo (barrida). Tenga cuidado de no empujarlo más hacia dentro. Después vuelva a intentar darle 2 soplos lentos. Si aún no logra que entre el aire, repita la secuencia de presiones, una barrida buscando el objeto y dando los soplos. Continúe esta secuencia hasta haber sacado el objeto y poder hacer que el aire entre a los pulmones de la víctima.

Para aplicar compresiones en el pecho a una víctima inconsciente cuya vía aérea está obstruida, arrodíllese a su lado. Coloque la base de una palma de la mano en el centro del esternón de la víctima. Coloque la otra mano encima de la primera. Aplique hasta 5 compresiones rápidas. Cada compresión debe comprimir el pecho hacia

abajo 1½ pulgadas (3.8 cm). Permita que el pecho ascienda a su posición original.

Una vez que los soplos comiencen a entrar, continúe examinando a la víctima y tomándole el pulso. Si la víctima no respira, comience la respiración de salvamento y si no tiene pulso, aplique RCP.

Detenga inmediatamente las presiones abdominales o las compresiones en el pecho después de que el objeto sea expulsado o si la víctima comienza a respirar o toser. Asegúrese de que el objeto haya salido de la vía aérea y observe a la persona para ver si ésta respira con facilidad nuevamente. Aún después de haber expulsado el objeto, algunas personas tienen problemas para respirar que no siempre se advierten inmediatamente. Tenga en cuenta que las presiones abdominales y las compresiones en el pecho pueden causar lesiones internas. Por lo tanto, siempre que se apliquen presiones o compresiones para expulsar un objeto de la vía aérea, se debe llevar a la víctima a la sala de urgencias del hospital más cercano para que se le atienda, aún cuando la víctima parezca respirar sin problemas.

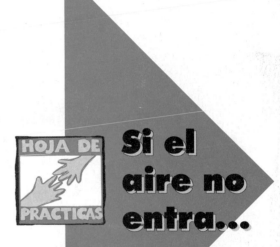

HOJA DE PRÁCTICAS

Si el aire no entra...

SI UNA PERSONA INCONSCIENTE SE ESTA ATRAGANTANDO,

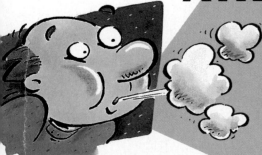

es más importante hacer que entre aire a su cuerpo que sacar el objecto.

Aplique presiones abdominales

Ya se ha llamado al número local de emergencias.
Si al verificar la respiración, nota que la persona no respira y que los soplos no entran...

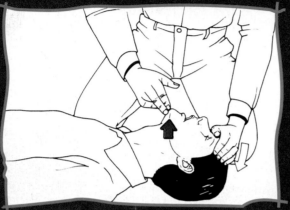

PASO 1

Incline de nuevo la cabeza de la persona.

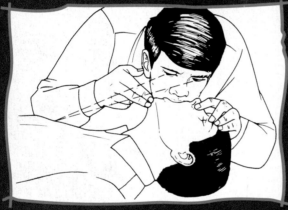

PASO 2

Déle soplos una vez más.

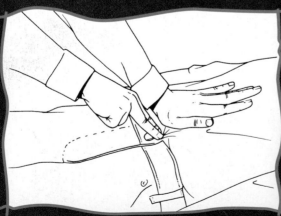

Si el aire todavía no entra ...

PASO 3

Coloque la base de la palma de una mano sobre la parte central del abdomen justo arriba, pero no encima, del ombligo.

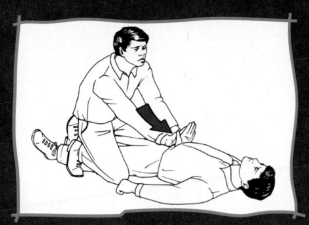

PASO 4

Aplíquele hasta 5 presiones abdominales.

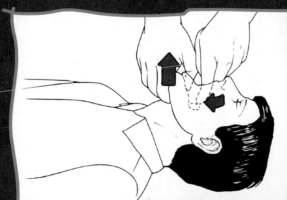

PASO 5

Levántele la mandíbula y la lengua y saque el objeto con un dedo.

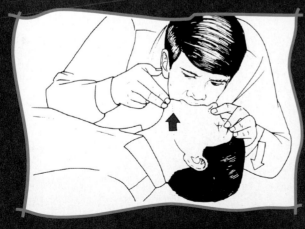

PASO 6

Inclínele la cabeza hacia atrás, levántele la barbilla y vuelva a darle los soplos.

Continúe aplicando presiones, buscando el objeto y dando soplos hasta que el aire entre.

Se estima que unos 70 millones de estadounidenses padecen algún tipo de enfermedad cardiovascular. Cerca de un millón de muertes anuales son atribuidas a las enfermedades cardiovasculares. De éstas, más de la mitad fueron consecuencia de un ataque cardiaco. Sin embargo, conviene señalar que el total de las muertes causadas por los ataques cardiacos ha disminuido un 30 por ciento y las muertes causadas por enfermedades cerebrovasculares han disminuido un 50 por ciento durante los últimos 20 años. El aumento de los conocimientos sobre lo que supone llevar una vida más saludable ha promovido a muchos estadounidenses a llevar a cabo cambios en sus estilo de vida mas saludable para su corazón. Estos cambios de estilo de vida, los cuales incluyen dejar de fumar, comer bien, y llevar estilos de vida a fin de mantener sanos sus corazones. Se estima que cambios como dejar de fumar, alimentarse bien y hacer ejercicio con regularidad han puesto a salvo unas 250,000 vidas, cada año.

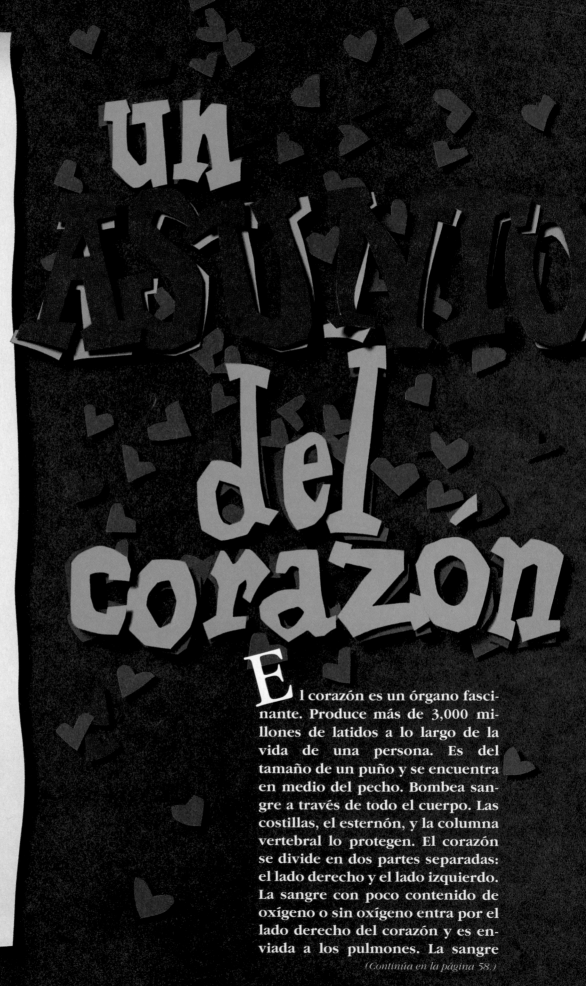

Un asunto del corazón

El corazón es un órgano fascinante. Produce más de 3,000 millones de latidos a lo largo de la vida de una persona. Es del tamaño de un puño y se encuentra en medio del pecho. Bombea sangre a través de todo el cuerpo. Las costillas, el esternón, y la columna vertebral lo protegen. El corazón se divide en dos partes separadas: el lado derecho y el lado izquierdo. La sangre con poco contenido de oxígeno o sin oxígeno entra por el lado derecho del corazón y es enviada a los pulmones. La sangre

(Continúa en la página 58.)

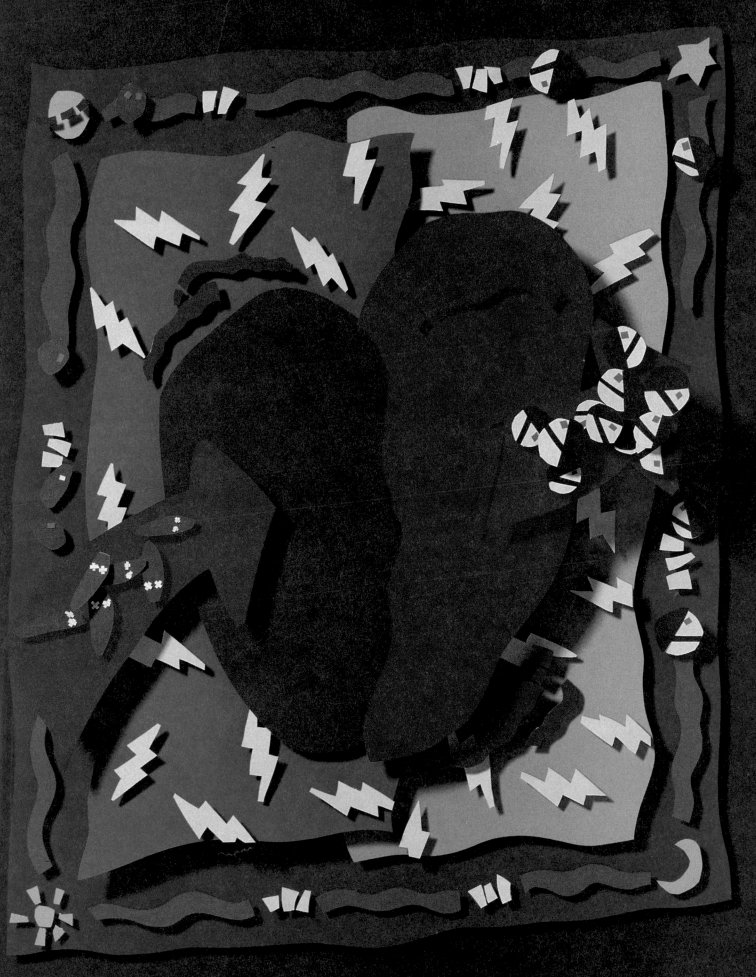

recoge oxígeno del aire que entra a sus pulmones. La sangre rica en oxígeno pasa al lado izquierdo del corazón y es enviada a todas las partes del cuerpo.

El corazón necesita un suministro constante de oxígeno. Los vasos sanguíneos llamados arterias suministran sangre oxigenada al corazón. El corazón no funcionará correctamente si no recibe esta sangre oxigenada. Cuando el corazón funciona normalmente, late regularmente y con facilidad y a un ritmo constante. Si debido a algún daño el corazón deja de funcionar adecuadamente, la persona sufre un ataque cardiaco. Un ataque cardiaco hace que el corazón lata irregularmente, evitando que la sangre circule como es debido por el cuerpo. Cuando el corazón no funciona bien, la respiración puede interrumpirse o detenerse. Un ataque cardiaco también puede hacer que el corazón deje de latir por completo. A ésto se le denomina paro cardiaco.

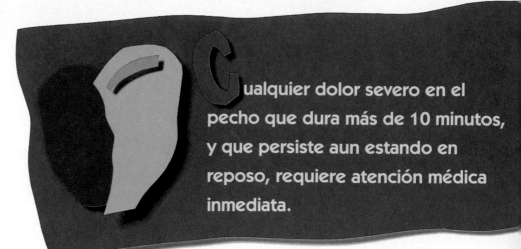

Cualquier dolor severo en el pecho que dura más de 10 minutos, y que persiste aun estando en reposo, requiere atención médica inmediata.

Señales de Problemas Cardiacos

Hay señales características de un ataque cardiaco. Usted debe saber reconocer estas señales para proporcionar la atención adecuada.

La señal más importante es el dolor o una sensación de incomodidad persistente en el pecho. Desafortunadamente, no siempre es fácil diferenciar el dolor de un ataque cardiaco del dolor de indigestión, espasmos musculares u otras afecciones. Por esta razón muchas personas no solicitan atención médica inmediatamente. Un dolor de corta duración, agudo, o un dolor que empeora cuando usted se inclina o respira profundamente, generalmente, no es el resultado de un problema cardiaco.

El dolor asociado con un ataque cardiaco incluye desde un malestar hasta una presión insoportable en el pecho. La víctima puede describirlo como una presión, opresión, dolor, o pesadez en el pecho. Muchas veces la víctima siente dolor en el centro del pecho. Puede extenderse al hombro, al brazo, al cuello, a la mandíbula o a la espalda. El dolor es constante. Por lo general, no se alivia descansando, cambiando de posición o tomando medicamentos. Cualquier dolor agudo en el pecho, con una duración de más de 10 minutos o que persiste incluso durante el reposo, requiere atención médica inmediata.

El corazón se divide en dos partes, la derecha y la izquierda. El lado derecho recibe del cuerpo la sangre con poco oxígeno (azul) y la envía a los pulmones para ser oxigenada. El lado izquierdo recibe la sangre oxigenada de los pulmones (rojo) y la envía a todo el cuerpo. Válvulas unidireccionales regulan el flujo de la sangre a través del corazón.

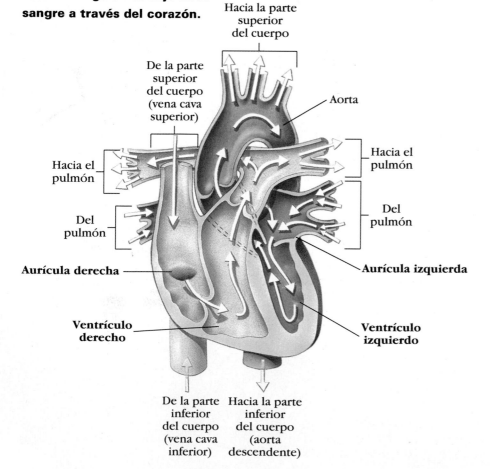

Hacia la parte superior del cuerpo

De la parte superior del cuerpo (vena cava superior)

Aorta

Hacia el pulmón

Hacia el pulmón

Del pulmón

Del pulmón

Aurícula derecha

Aurícula izquierda

Ventrículo derecho

Ventrículo izquierdo

De la parte inferior del cuerpo (vena cava inferior)

Hacia la parte inferior del cuerpo (aorta descendente)

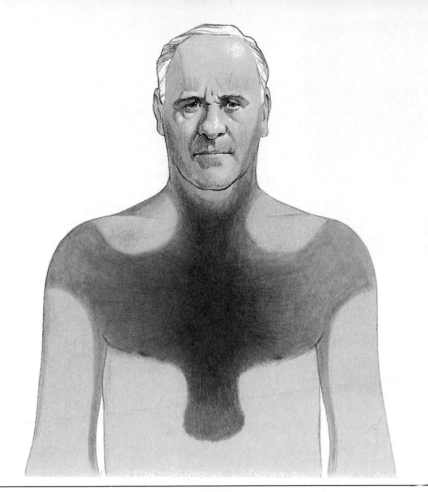

El dolor debido a un ataque cardiaco se siente en el centro del pecho. Este dolor puede extenderse al hombro, al brazo, o a la mandíbula.

La dificultad para respirar es otra señal indicativa de un ataque cardiaco. La víctima puede respirar más rápido de lo normal porque el cuerpo está intentando obtener el oxígeno que el corazón necesita. La piel de la víctima puede parecer pálida o azulosa, especialmente alrededor de la cara. La cara también puede estar húmeda debido al sudor. Algunas víctimas de ataques cardiacos sudan mucho. Estas señales son causadas por la tensión que sufre el cuerpo cuando el corazón no funciona como es debido.

Algunas personas con afecciones cardiacas pueden sentir dolor o presión intermitente en el pecho. En términos médicos este tipo de dolor en el pecho se conoce como angina de pecho. La angina de pecho se desarrolla cuando el corazón demanda más oxígeno del que recibe debido a que las arterias que llegan al corazón se estrechan demasiado. Cuando una persona con angina hace ejercicio, se exalta o sufre algún trastorno emocional, su corazón no recibe suficiente oxígeno. Esta falta de oxígeno puede causar dolor en el pecho.

A diferencia del dolor causado por un ataque cardiaco, el dolor de angina casi nunca dura más de 10 minutos. Una persona que sabe que padece de angina puede informárselo a usted. Las personas con angina, por lo general, toman medicamentos para aliviar el dolor. El dolor de la angina generalmente desaparece cuando se interrumpe la actividad física o se alivia el estado de angustia y se toma el medicamento.

Es importante reconocer las señales de un ataque cardiaco y actuar inmediatamente. ¡Cualquier ataque cardiaco puede llevar a un paro cardiaco! La acción inmediata puede prevenirlo. La víctima de un ataque cardiaco cuyo corazón continúa latiendo tiene mayor probabilidad de sobrevivir que aquélla cuyo corazón ha dejado de latir. La mayoría de las personas que mueren de un ataque cardiaco fallecen aproximadamente 2 horas después de la aparición de las primeras señales.

SEÑALES DE UN ATAQUE CARDIACO

Dolor o incomodidad persistente en el pecho

La víctima siente dolor o presión continua en el pecho que no se alivia al descansar, cambiar de postura o al tomar un medicamento por vía oral. El dolor puede variar, desde una incomodidad leve hasta una presión insoportable en el pecho.

Dificultad para respirar

La respiración de la víctima es ruidosa.
La víctima siente que le falta el aire.
La víctima respira más rápidamente de lo normal.

Cambio en el ritmo del pulso

El pulso puede ser irregular, más acelerado o más lento de lo normal.

Aspecto de la piel

La piel de la víctima puede estar pálida o azulosa. La cara de la víctima puede estar húmeda o puede sudar profusamente.

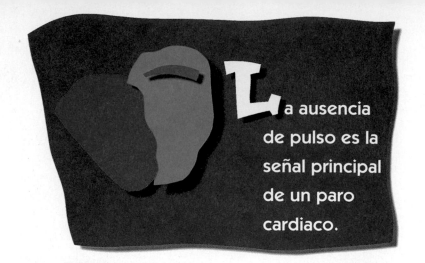

La ausencia de pulso es la señal principal de un paro cardiaco.

Primeros Auxilios en caso de Ataque Cardiaco

Reconozca las señales de un ataque cardiaco.

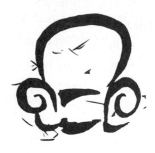

Convenza a la víctima para que interrumpa su actividad y descanse.

Ayude a la víctima a descansar cómodamente.

Trate de obtener información sobre el estado de la víctima.

Tranquilice a la víctima.

Llame al número local de emergencias.

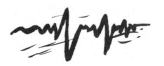

Ayude a la víctima a tomar sus medicamentos, si se le ha recetado alguno.

Tómele el pulso a la víctima y observe si ésta respira.

Prepárese para dar RCP si el corazón de la víctima deja de latir.

Muchas de estas personas seguirían con vida si los espectadores o ellos mismos hubieran reconocido las señales y actuado rápidamente. La ingestión inmediata de ciertos medicamentos, por ejemplo, puede ayudar a minimizar el daño al corazón después de un ataque cardiaco.

A menudo, las víctimas de un ataque cardiaco posponen la atención médica. Casi la mitad de estas personas esperan 2 horas o más antes de ir al hospital. Muchas veces no se dan cuenta de que están sufriendo un ataque cardiaco. Pueden decir que las señales sólo se deben a una indigestión o un dolor muscular.

Recuerde que la señal más común de un ataque cardiaco es el dolor constante en el pecho que no se alivia. Solicite una ambulancia inmediatamente si el dolor es severo o dura más de 10 minutos. La víctima de un ataque cardiaco probablemente negará que la señal se trata de algo grave. No se deje influenciar por la víctima. Actúe rápidamente si piensa que la víctima está sufriendo un ataque cardiaco. ¡Llame al número local de emergencias!

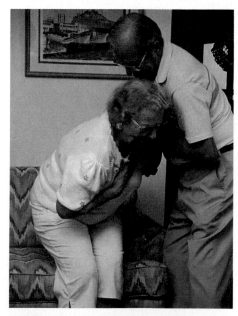

Pídale a la víctima con dolor severo en el pecho que suspenda sus actividades y descanse. A muchas víctimas de ataque cardiaco les es más fácil respirar estando sentadas.

En Caso de un Ataque Cardiaco

Siempre que usted sospeche que una persona está sufriendo un ataque cardiaco, pídale que suspenda sus actividades y descanse. A muchas víctimas de ataque cardiaco les es más fácil respirar estando sentadas. Hable con los espectadores y, de ser posible, con la víctima para obtener más información. Si la víctima tiene dolor persistente en el pecho, pregúntele cuándo se inició el dolor. Pregúntele qué le ocasionó el dolor, si hay manera de aliviarlo, cómo es y dónde le duele.

Pregúntele a la víctima si tiene antecedentes de enfermedades del corazón. Algunas personas con enfermedad del corazón toman medicamentos. Usted puede ayudarle a encontrar el medicamento. Solicite una ambulancia si piensa que la víctima sufre un ataque cardiaco, aún cuando no esté seguro. Haga la llamada usted mismo si está solo o pídale a un espectador que la haga. Para sobrevivir un ataque cardiaco es necesario recibir atención médica especializada de inmediato. Llame al número local de emergencias antes de que la víctima empeore y el corazón se le detenga.

Manténgase calmado y tranquilo cuando atienda a una víctima de un ataque cardiaco. Esto hace que la persona se sienta más cómoda y menos angustiada. Observe cuidadosamente si hay cambios en el aspecto y la conducta de la víctima. Prepárese para dar reanimación cardiopulmonar (RCP), ya que la víctima puede sufrir un paro cardiaco de un momento a otro.

Cuando el Corazón Deja de Latir

Un paro cardiaco ocurre cuando el corazón deja de latir o late deficientemente y por lo tanto, la sangre no circula adecuadamente. Cuando ocurre un paro cardiaco, la respiración se detiene poco después. Es así como el paro cardiaco amenaza la vida de una persona. Cada año más de 300,000 personas mueren debido a un paro cardiaco antes de llegar al hospital.

Las afecciones cardiacas son la causa más común de paro cardiaco. Otras causas incluyen los ahogos, el atragantamiento y el efecto de ciertos fármacos. El corazón puede detenerse por esas causas, así como también por daño cerebral debido a una lesión grave o a una descarga eléctrica. El paro cardiaco puede ocurrir repentinamente, sin las señales que generalmente se observan durante el ataque cardiaco.

Una persona que sufre un paro cardiaco queda inconsciente, no respira, ni tiene pulso. La falta de pulso es la señal principal de un paro cardiaco. Usted no encontrará el pulso por más que lo busque. La ausencia de pulso significa que la sangre no está fluyendo al cerebro. Como la sangre transporta el oxígeno, el cerebro no recibe oxígeno y morirá muy pronto.

Aunque la víctima no respire ni tenga pulso, las células del cerebro y otros órganos importantes se mantienen vivas durante algún tiempo—hasta agotar el oxígeno en la sangre. Este tipo de víctima necesita RCP de inmediato. La RCP es una combinación de compresiones en el pecho

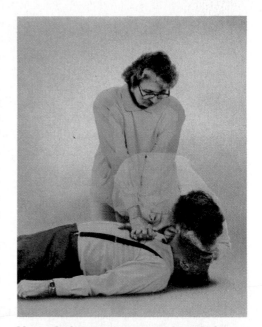

Una víctima que no respira ni tiene pulso, necesita RCP. La RCP es una combinación de compresiones en el pecho y respiración de salvamento.

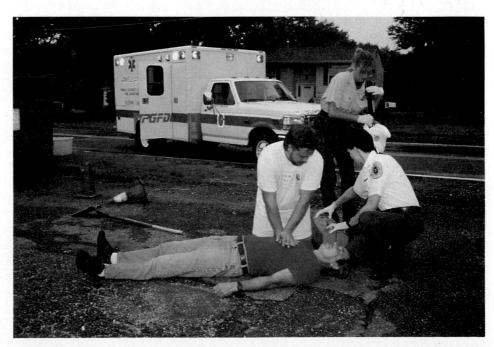

La RCP por sí sola no es suficiente para salvar la vida de una persona con paro cardiaco. Se necesita atención médica especializada lo antes posible.

y respiración de salvamento. Como usted sabe, la respiración de salvamento suministra oxígeno. El pulso indica que el corazón está circulando el oxígeno por el cuerpo a través de la sangre. Cuando el corazón no está latiendo se necesita aplicar compresiones en el pecho para que circule el oxígeno. Las compresiones en el pecho y la respiración de salvamento aplicadas conjuntamente sustituyen la ac-

ción del corazón y de los pulmones. La RCP ayuda a aumentar la probabilidad de sobrevivencia de una víctima de paro cardiaco, ya que suministra oxígeno al cerebro hasta que se recibe atención médica. Sin la RCP, el cerebro empieza a morir a partir de aproximadamente 4 minutos.

Sin embargo, la RCP provee únicamente una tercera parte del flujo sanguíneo normal al cerebro. La RCP por

sí sola no es suficiente para salvar la vida de una víctima con paro cardiaco. Se necesita atención médica lo antes posible. ¡Por esto es tan importante solicitar una ambulancia inmediatamente! El personal entrenado en urgencias médicas puede prestar la atención especial necesaria en caso de paro cardiaco. Ellos pueden usar un instrumento, llamado desfibrilador, que envía una descarga eléctrica a través del

Cuestión de Alternativas

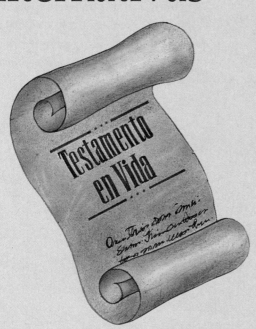

Su abuelo de 75 años de edad vive con su familia. El padece una enfermedad crónica y es internado en el hospital frecuentemente. No hay esperanzas de que recobre su salud.

Un mediodía, usted va a su habitación para darle el almuerzo. A medida que comienza a hablarle nota que él no respira. Usted le toma el pulso y nota que no tiene pulso. De repente, se enfrenta con el hecho de

que su abuelo ya no está vivo... está muerto. Se pregunta a sí mismo, ¿Qué debo hacer?

Nadie le puede decir lo que debe hacer. Nadie puede aconsejarle ni predecir el resultado. La decisión de intentar ayudar a su abuelo aplicándole la reanimación cardiopulmonar es una decisión muy personal que sólo usted puede tomar.

Su mente le sugiere aplicar la RCP pero su corazón le dice que no lo

haga. Varias preguntas vagan por su mente. ¿Puedo asumir la pérdida de un ser amado? ¿No debería yo aplicar la RCP siempre? ¿Cómo sería su vida después de la reanimación? ¿Qué es lo que hubiera deseado el abuelo?

Es importante reconocer que está bien abstenerse de aplicar la RCP cuando un enfermo crónico se está muriendo. La naturaleza sigue su curso y, en algunos casos, hay personas que piensan que han gozado de una vida plena y están preparadas para morir. Llegando a un acuerdo con su abuelo antes de que se presente una crisis puede serle útil a la hora de tomar una decisión como la anterior.

¿De qué forma hubiera sido diferente esta situación si su familia y abuelo hubieran hechos planes sobre este posible suceso? Por ejemplo, ¿Qué hubiera ocurrido si su abuelo hubiese dado instrucciones anticipadas?

Las instrucciones que describen los deseos de una persona con respecto a la atención médica se denominan instrucciones anticipadas. Estas instrucciones se utilizan cuando la persona ya no

puede tomar sus propias decisiones con respecto a la atención médica. Si su abuelo todavía puede tomar decisiones, las instrucciones anticipadas no le privarán de su derecho de poder seguir tomándolas.

La ley Federal de Autodeterminación del Paciente establece que los adultos internados en un hospital o centro de servicios médicos o que reciban ayuda de cualquier organización que recibe fondos de Medicare y Medicaid tienen derecho a tomar decisiones fundamentales sobre el nivel de mantenimiento de las funciones vitales que desean recibir en situaciones de emergencia. Se les ofrecería la oportunidad de tomar esas decisiones en el momento de ser internado.

Las conversaciones verbales con parientes, amigos o médicos, mientras el paciente todavía es capaz de tomar decisiones, son una forma de dar instrucciones anticipadas. Sin embargo, debido a que las conversaciones no pueden ser recordadas con exactitud, las cortes consideran las pecho. La descarga permite al corazón reanudar sus latidos normales. Además, el personal entrenado puede administrar medicamentos.

Una persona con paro cardiaco necesita la desfibrilación lo antes posible. Una persona tiene mayor probabilidad de sobrevivir un paro cardiaco si un espectador le da RCP de inmediato y el personal del SMU continúa enseguida con la desfibrilación.

Es muy importante empezar la RCP pronto y continuar hasta que llegue el personal del SMU. La probabilidad de sobrevivencia de la víctima se reduce si hay retraso en solicitar la ambulancia y comenzar la RCP. Recuerde que usted es el primer eslabón de la cadena de sobrevivencia de la víctima.

Nadie sabe a ciencia cierta cómo funcionan las compresiones en el pecho. Generalmente, se cree que las compresiones en el pecho crean una presión en el pecho que hace que la sangre circule por el cuerpo. Para que las compresiones sean lo más efectivas posible, la víctima debe permanecer acostada boca arriba en una superficie plana. Coloque a la persona en el piso si está en una cama. La RCP no puede administrarse efectivamente si la persona está sentada o tendida sobre una superficie blanda como un colchón.

instrucciones por escrito como más fiables.

Dos ejemplos de instrucciones anticipadas son el testamento en vida y el poder notarial duradero para la atención médica. Los tipos de decisiones incluidas en estos documentos varían según su lugar de residencia. Un abogado le puede ayudar a determinar qué tipo de instrucciones anticipadas están permitidas en su ciudad o estado y explicarle en detalle lo que éstas cubren o no.

Si su abuelo hubiera redactado un testamento en vida, las instrucciones sobre la atención médica estarían establecidas antes de que él se viera incapacitado para comunicar sus deseos. Las instrucciones que pueden incluirse en este documento varían entre un estado y otro. Un testamento en vida, generalmente, permite que la persona rechace solamente la atención médica que "meramente prolongue el proceso de muerte", como en el caso de una enfermedad crónica.

Si su abuelo hubiera redactado un poder notarial duradero para la atención médica, este documento autorizaría a alguien a tomar decisiones por él en cuestiones de atención médica en la eventualidad de que él sea incapaz de tomarlas por sí mismo. La persona autorizada es conocida como *apoderado o representante en cuestiones de atención médica*. Este representante puede permitir o rechazar el tratamiento médico en nombre del paciente, basándose en la información provista por el médico del paciente. En este caso, el representante deberá apoyar las necesidades y los deseos que afecten las decisiones e instrucciones anticipadas de su abuelo con respecto a la atención médica.

Un médico podría formalizar los deseos de su abuelo escribiendo en su expediente clínico "No Dar Reanimación" (NDR). Tales órdenes establecerían que en el caso de que el latido cardiaco o la respiración de su abuelo cese, no se le reanimará. Las órdenes pueden darse a través de un testamento en vida o un poder notarial duradero para cuestiones de atención médica.

El nombramiento de alguien como representante en cuestiones de atención médica así como redactar las instrucciones anticipadas es la mejor forma de expresar formalmente sus deseos con respecto a la atención médica.

Algunos de estos documentos se pueden obtener a través de su médico personal, abogado, o varias organizaciones estatales o departamentos de salud. No siempre se necesita un abogado para redactar las instrucciones anticipadas. Sin embargo, si tiene alguna pregunta sobre las instrucciones anticipadas, es aconsejable solicitar asesoría legal.

Copias de las instrucciones anticipadas deberían ser entregadas a todos los médicos del paciente, los familiares y a la persona nombrada como representante o apoderado. Dígales qué tipo de documentos se han preparado y dónde están guardados el original y las copias. Discuta el contenido del documento con todos los interesados para que ellos comprendan la intención de sus peticiones. Mantenga estos documentos actualizados.

Recuerde que las instrucciones anticipadas no son solamente para los ancianos o personas con enfermedades crónicas. Las instrucciones anticipadas deberían ser consideradas por todos aquéllos que hayan decidido qué tipo de atención médica les gustaría que se les proporcione. Una enfermedad, o una lesión inesperada, podría crear la necesidad de tener que tomar decisiones en cualquier momento.

El saber acerca del testamento en vida, el poder notarial duradero en cuestiones de atención médica y las órdenes de no dar reanimación le pueden ayudar a prepararse para la toma de decisiones difíciles. Consulte a un abogado si está interesado en obtener más información sobre sus derechos y las opciones legales permitidas en el estado donde vive.

REFERENCIAS
1. Hospital Shares Services of Colorado, Stockard Inventory Program, *Your Right to Make Health Care Decisions*. Denver, Colorado, 1991.
2. Title 42 United States Code, Section 1395 cc (a)(1)(Q)(A) Patient Self-Determination Act.

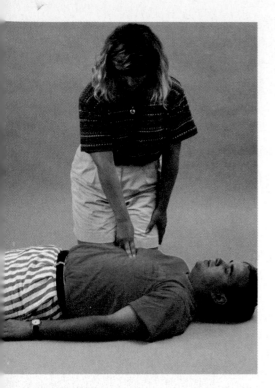

Para dar RCP colóquese de manera que pueda dar la respiración de salvamento y las compresiones en el pecho sin tenerse que cambiar de lugar.

Después de notar la ausencia de pulso en la víctima, comience las compresiones en el pecho y la respiración de salvamento. Para aplicar las compresiones en el pecho, arrodíllese al lado de la víctima. Colóquese en el punto medio entre la cabeza y el pecho de la víctima para poder aplicarle las compresiones y los soplos cómodamente. Inclínese hacia el pecho y coloque sus manos en la posición correcta. Si coloca su cuerpo y sus manos correctamente, las compresiones serán más efectivas y no se cansará demasiado.

Para encontrar la posición correcta de las manos, localice la hendidura en el extremo inferior del esternón de la víctima, donde las costillas se unen al esternón. Coloque la base de la palma de una mano un poco más arriba de la hendidura pero no encima. Coloque su otra mano encima de la primera. Entrelazca sus dedos o estírelos hacia arriba para mantenerlos alejados del pecho de la víctima. Si padece de artritis,

(Continúa en la página 66.)

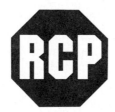

Cuándo Suspender la RCP

Cuando otra persona capacitada lo releve.

Cuando llegue el personal del SMU y se haga cargo de la situación.

Si usted está agotado y no puede continuar.

Si el lugar ya no es seguro.

Una Chispa de Vida

Los paros cardiacos hacen que cada año entre 300,000 y 400,000 estadounidenses se desplomen en sus hogares, en sus sitios de trabajo o en la calle. El 95 por ciento de ellos no sobreviven, pero un nuevo aparato computarizado brinda mayor probabilidad de sobrevivencia.

En dos terceras partes de los paros cardiacos, el corazón se agita violentamente antes de detenerse. Los impulsos eléctricos que le indican al músculo cardiaco que debe latir dejan de tener sentido. El corazón no puede enviar suficiente sangre al cuerpo. Esta afección se conoce como fibrilación ventricular o arritmia y sólo puede corregirse aplicando una descarga eléctrica.

Los aparatos para aplicar descargas eléctricas al corazón para que éste pueda bombear efectivamente se empezaron a usar en 1966. Estos aparatos, conocidos como desfibriladores, permitían al personal médico evaluar la actividad eléctrica del corazón fuera del hospital. Un doctor colocaba electrodos en el pecho de la víctima para determinar el ritmo cardiaco. De ser necesario, el personal médico aplicaba una descarga eléctrica al corazón para tratar de restablecer el ritmo cardiaco normal. Además de los médicos, los técnicos en urgencias médicas comenzaron a evaluar el ritmo cardiaco y a aplicar las descargas en situaciones de emergencia. Debido al costo y a la falta de personal capacitado en los Estados Unidos, algunas víctimas no siempre pudieron recibir la ayuda vital que requerían.

Actualmente, existe un nuevo Desfibrilador Externo Automático (DEA) que es fácil de usar y que permite tanto al personal de emergencia como a cualquier persona aplicar las descargas que salvan vidas. El desfibrilador nuevo utiliza un microchip de computadora en lugar de un médico, para analizar el ritmo cardiaco y aplicar la descarga si es necesaria. Para activar el aparato se colocan dos electrodos sobre el pecho de la víctima. El usuario

presiona el botón de "Análisis" y luego la máquina indica si es necesario presionar el botón de "Descarga". La máquina se encarga de hacer lo demás.

Los individuos que tienen el deber de ser los primeros en acudir y proporcionar atención en casos de emergencias se denominan "primeros respondientes" por ejemplo, los bomberos y los policías. Ellos están entrenados para usar el desfibrilador externo automático (DEA) y pueden reducir el tiempo necesario para aplicar

una descarga en caso de una emergencia cardiaca, ya que casi siempre son los primeros en llegar al lugar de la emergencia. Entrenando primeros respondientes, las comunidades aumentan la cantidad de personal entrenado en el uso del DEA. En Eugene y Springfield, en el estado de Oregon, las autoridades colocaron un desfibrilador en cada camión de bomberos y entrenaron a todos los bomberos a usarlo. Durante el primer año, la tasa de sobrevivencia de las víctimas de paro

cardiaco aumentó un 18 por ciento.

Más de la mitad de los estados apoyan el entrenamiento en el uso de desfibriladores para los técnicos en urgencias médicas. Las autoridades están colocando DEAs en los lugares donde se reúne mucha gente, como los centros de convenciones, estadios, empresas grandes y complejos industriales. Algunos expertos esperan que los DEAs sean tan comunes como las alarmas de incendios.

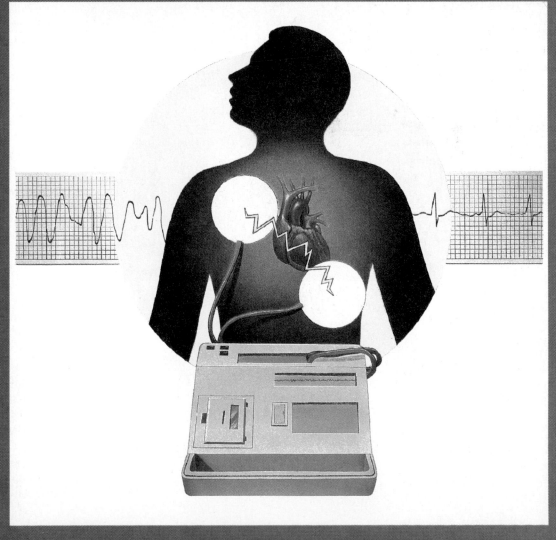

Para encontrar la posición correcta de las manos para dar las compresiones en el pecho, localice la hendidura en el extremo inferior del esternón donde las costillas se unen a éste.

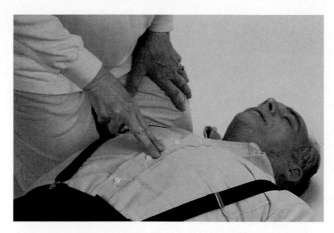

Coloque la base de la palma de una mano en el esternón, al lado del dedo índice.

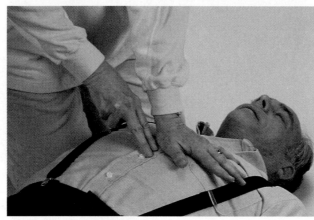

Coloque su otra mano encima de la primera. Aplique la compresión en el esternón con la base de la palma.

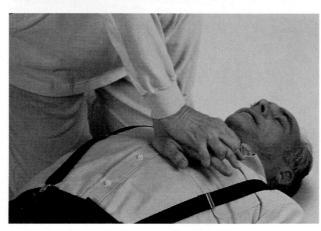

o de una afección similar, en sus manos o en las muñecas, aplique las compresiones tomándose la muñeca de la mano que colocó sobre el pecho con su otra mano.

Comprima el pecho presionando hacia abajo y luego relaje la presión. Aplique las compresiones directamente hacia abajo, a un ritmo suave y parejo. Mantenga sus hombros alineados directamente por encima de sus manos sin doblar los codos para mantener sus brazos rectos y así evitar el cansancio prematuro.

Cuando usted comprime hacia abajo, el peso de la parte superior de su cuerpo crea la fuerza necesaria para comprimir el pecho. Comprima con el peso de la parte superior de su cuerpo y no con los músculos de sus brazos. Empuje directamente hacia abajo, sin mecerse. Cada compresión debe hundir el pecho alrededor de 2 pulgadas (5 cm). Después de cada compresión, relaje la presión, pero sin dejar que sus manos pierdan el contacto con el pecho. Deje que el pecho vuelva a su posición normal antes de aplicar la siguiente compresión.

Mantenga un ritmo fijo entre las compresiones sin hacer pausa. Comprima el pecho hacia abajo y después relaje la compresión hasta que éste vuelva a su posición original. Si sus manos se resbalan, vuelva a colocarlas en la posición correcta y continúe dando las compresiones. Trate de no separar las manos del pecho ni cambiar de posición mientras dá las compresiones.

Mientras aplica las compresiones cuente, "uno y dos y tres y cuatro y cinco y seis y...", continúe de esta forma para mantener el ritmo. Debe aplicar 15 compresiones en alrededor de 10 segundos, o sea, un poco más de una compresión por segundo.

Aplique 15 compresiones, luego inclínele la cabeza de nuevo, levántele la barbilla y déle 2 soplos lentos. Este ciclo de 15 compresiones y 2 respiraciones toma alrededor de 15 segundos.

Aplique cuatro ciclos continuos de reanimación cardiopulmonar. Esto debe tomar alrededor de 1 minuto.

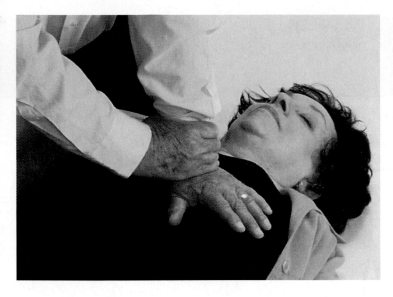

Otra forma de colocar las manos para aplicar las compresiones en el pecho es tomando la muñeca de la mano que está sobre el pecho, con la otra mano.

Verifique el pulso al concluir el cuarto ciclo. Si no hay pulso, continúe dando RCP. Revise si hay pulso nuevamente en unos pocos minutos. Si la victima tiene pulso, verifique su respiración. Dé respiración de salvamento si es necesario. Si la víctima respira, manténgale la cabeza inclinada hacia atrás y verifique la respiración y el pulso hasta que llegue una ambulancia.

Si hay otra persona disponible que sepa aplicar RCP, una de ustedes debe ir a solicitar una ambulancia mientras la otra persona da RCP. Cuando uno de los dos se canse, el otro puede sustituirlo. Para hacer el cambio de rescatador, el primero se detiene al final de un ciclo de 15 compresiones y 2 soplos. El

(Continúa en la página 71.)

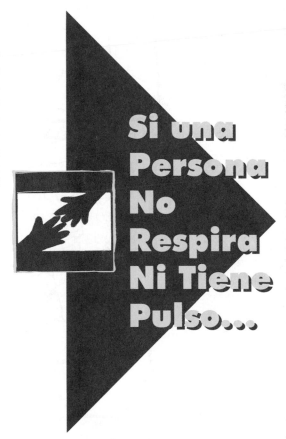

Si una Persona No Respira Ni Tiene Pulso...

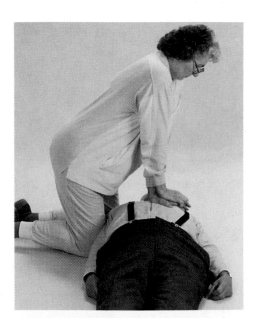

Ponga sus manos en la posición correcta y colóquese de forma que sus hombros queden alineados por encima de sus manos, pero sin doblar los codos. Comprima el pecho hacia abajo y relaje la presión siguiendo un ritmo suave y parejo.

El Cerebro Habla

Nuestro cerebro se comunica con nuestro cuerpo a través de un complejo sistema de nervios, células y sustancias químicas. En un cuerpo sano y en buen funcionamiento, este proceso nos permite llevar a cabo actividades como nadar, escuchar música, o contar un chiste. Sin embargo, cuando las células del cerebro no reciben suficiente oxígeno, algunas de éstas pueden morir y causar daño cerebral, parálisis, e incluso muerte.

Una interrupción del flujo sanguíneo a cualquier parte del cerebro que es lo bastante seria como para causar daño al tejido cerebral, se conoce como enfermedad cerebrovascular o apoplejía. En los Estados Unidos, alrededor de 150,000 personas mueren anualmente debido a la apoplejía. La mayoría de estas personas tienen más de 65 años de edad.

La apoplejía generalmente es causada por un coágulo sanguíneo (embolia) que se forma o aloja en las arterias que suministran sangre al cerebro. Otra causa común es el derrame de sangre procedente de una arteria cerebral dañada (hemorragia cerebral). Una lesión en la cabeza, la presión arterial alta (hipertensión), un área débil (aneurisma) o depósitos de grasa en la pared interna de una arteria (arteriosclerosis) pueden precipitar una apoplejía. Un tumor o una inflamación causada por una lesión en la cabeza puede comprimir una arteria y resultar en lo mismo.

Un ataque isquémico transitorio (AIT), también conocido como "mini-apoplejía", es causado por una reducción del flujo sanguíneo a alguna parte del cerebro. A diferencia de la apoplejía, las señales de un ataque isquémico transitorio desaparecen pronto, pero la persona no está fuera de peligro. Alguien que haya sufrido un AIT corre un riesgo 10 veces mayor de padecer una apoplejía en el futuro. Ya que usted no podrá diferenciar una apoplejía de un AIT, usted debería solicitar una ambulancia si observa cualquier señal de enfermedad cerebro-vascular.

Si usted sospecha que alguien ha sufrido una apoplejía o un AIT, solicite una ambulancia inmediatamente. Si la víctima tiene líquidos o vómito en la boca, colóquela de lado para permitir que estas secreciones salgan. Es probable que usted tenga que sacarle las secreciones de la boca.

Si la persona está consciente, trate de consolar y tranquilizarla. A menudo, la víctima no comprende qué es lo que ha ocurrido. Haga que la persona descanse en una posición cómoda. No le dé nada de comer ni beber. Si la víctima babea o no puede tragar, colóquela de lado para que las secreciones puedan fluir de la boca.

Hace diez años, la apoplejía casi siempre causaba daño cerebral permanente. En la actualidad, los medicamentos y los nuevos procedimientos médicos pueden limitar y, en algunos casos, reducir el daño causado por una apoplejía. Por lo tanto, entre más pronto solicite usted una ambulancia, mejores serán las probabilidades de recuperación de la víctima.

Prevención de una Apoplejía

Los factores de riesgo de la enfermedad cerebrovascular o de un AIT son similares a los de la enfermedad cardiaca. Algunos factores no se pueden alterar, como por ejemplo: la edad, el sexo, antecedentes familiares de enfermedad cerebrovascular o AIT, diabetes o enfermedad cardiaca.

Usted puede controlar otros factores. Si tiene la presión sanguínea elevada, lo más importante es hablar con su médico para buscar formas de bajarla. La presión sanguínea alta multiplica por 7 su riesgo de sufrir una enfermedad cerebrovascular. La presión arterial alta causa que la sangre ejerza presión contra las arterias y las hace más susceptibles a roturas. Incluso la presión arterial levemente elevada también puede aumentar su riesgo de sufrir una apoplejía.

El tabaquismo es otro factor de riesgo importante ya que aumenta la presión sanguínea y la tendencia a formar coágulos de la sangre. Si usted no fuma, no empiece a hacerlo. Si fuma, solicite información sobre cómo dejar de hacerlo.

Una dieta con un contenido alto en grasas saturadas y colesterol aumenta la probabilidad de que usted sufra una apoplejía, ya que existe la posibilidad de que la grasa se acumule en las paredes internas de los vasos sanguíneos. Consuma estos productos con moderación.

El ejercicio regular puede reducir sus probabilidades de convertirse en una víctima de la enfermedad cerebrovascular ya que aumenta la circulación sanguínea y desarrolla vasos sanguíneos adicionales para la circulación de la sangre. Estos nuevos vasos proporcionan rutas alternas de circulación para la sangre en caso de obstrucción en los vasos principales.

REFERENCIA
National Safety Council. *Accident Facts*. Chicago, IL, 1991.

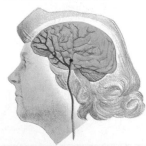

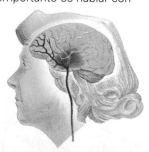

segundo rescatador deberá verificar la respiración y el pulso. Si aún no hay pulso, el segundo rescatador continuará la RCP.

Prevención de las Enfermedades del Corazón

El reconocer un ataque cardiaco y conseguir de inmediato la atención necesaria puede evitar que una víctima caiga en paro cardiaco. Sin embargo, es obviamente mejor prevenir el ataque cardiaco. La prevención no tiene substituto. Los ataques cardiacos son, por lo general, consecuencia de enfermedad en el corazón y de enfermedad vascular. Las enfermedades del corazón (cardiovasculares) son la causa principal de muerte entre adultos en los Estados Unidos y causan aproximadamente un millón de muertes anuales.

La enfermedad del corazón se desarrolla lentamente. Los depósitos de colesterol, una sustancia grasa producida por el cuerpo y que forma parte de ciertos alimentos, se va acumulando en las paredes interiores de las arterias. Las arterias se van estrechando gradualmente. A medida que las arterias que transportan sangre al corazón se vuelven más estrechas, el corazón recibe menos sangre oxigenada. Esta reducción del suministro de oxígeno al corazón puede ocasionar eventualmente un ataque cardiaco. Cuando las arterias del cerebro se hacen más estrechas, puede ocurrir un accidente cerebrovascular.

Aunque parezca que un ataque cardiaco es algo repentino, muchas personas llevan estilos de vida que aumentan gradualmente su riesgo de presentar una enfermedad cardiaca. Muchas víctimas pueden no estar conscientes de ello durante muchos años ya que estas enfermedades se desarrollan lentamente. Afortunadamente, es posible retardar el avance de las enfermedades del corazón cambiando el estilo de vida.

Las conductas que pueden dañar al corazón y a los vasos sanguíneos pueden haberse desarrollado desde la infancia. Podemos haber desarrollado el gusto por alimentos denominados "comida chatarra" que son altos en colesterol y bajos en valor nutritivo. La

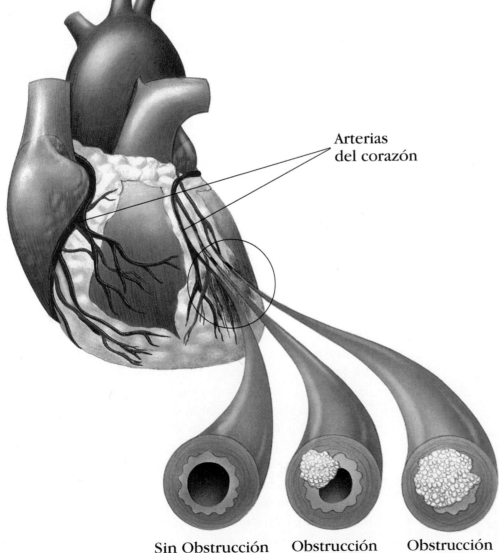

Arterias del corazón

Sin Obstrucción   Obstrucción parcial   Obstrucción total

Las arterias del corazón suministran sangre al músculo cardiaco. La acumulación de grasa en las paredes interiores de estas arterias reduce el flujo de sangre oxigenada que llega al músculo cardiaco, provocando la muerte de una parte del corazón. Esto es lo que se conoce como ataque al corazón.

enfermedad del corazón puede iniciarse durante la adolescencia, si es durante estos años cuando la gente empieza a fumar. El tabaquismo contribuye al desarrollo de enfermedades del corazón u otras enfermedades.

Hay muchos factores que aumentan la probabilidad de desarrollar una enfermedad cardiovascular. Se les denomina *factores de riesgo*. Algunos de ellos no se pueden modificar. Por ejemplo, los hombres corren mayor riesgo de padecer una enfermedad cardiovascular que las mujeres. Los antecedentes familiares de enfermedades del corazón también aumentan su riesgo.

Muchos factores de riesgo se pueden controlar. Fumar, comer alimentos grasos, tener la presión alta, el exceso de peso y el hacer poco ejercicio, aumentan el riesgo de sufrir una enfermedad cardiovascular. Cuando uno combina un factor de riesgo, como el tabaquismo, con otros tales como la presión arterial elevada y la falta de ejercicio, aumenta la probabilidad de sufrir un ataque cardiaco o un accidente cerebrovascular.

Las personas están adquiriendo más conocimientos sobre sus factores de riesgo de enfermedades del corazón y buscan formas de controlarlos. Usted puede aumentar su posibilidad de gozar de una vida larga y saludable si controla sus factores de riesgo. Recuerde que nunca es tarde para llevar a cabo estos cambios.

Es importante saber administrar RCP. Sin embargo, sigue siendo evidente que la mejor forma de tratar un paro cardiaco es previniéndolo. Si usted sufre un paro cardiaco su probabilidad de sobrevivir es limitada. Esperar a que suceda un paro cardiaco para tratarlo es como colocar una ambulancia al fondo de un precipicio de 100 pies (30.53 m.) de profundidad para que esté allí cuando usted se caiga. Una vez que usted se caiga de lo alto del precipicio, ni la mejor atención médica lo va a salvar. Evitar un paro cardiaco equivale a colocar una valla en la parte superior del precipicio para evitar que usted se caiga y muera. Comience hoy mismo a reducir los factores de riesgo que puedan precipitarle una enfermedad cardiovascular.

Prevención de Las Enfermedades Del Corazón

Las enfermedades del corazón (cardiovasculares) son la causa principal de muerte entre los habitantes de los Estados Unidos mayores de 45 años. Aunque parezca que un ataque cardiaco sea algo repentino, lo cierto es que la mayoría de nosotros tomamos decisiones diarias sobre nuestros estilos de vida que ponen en peligro a nuestros corazones. Con el tiempo, estas decisiones pueden hacer que suframos un ataque cardiaco o una enfermedad cardiovascular.

Los científicos han identificado algunos factores que aumentan la probabilidad de desarrollar una enfermedad cardiovascular. Estos se llaman factores de riesgo. Algunos factores de riesgo de enfermedad cardiovascular no se pueden eliminar. Por ejemplo, los hombres corren mayor riesgo de padecer una enfermedad cardiovascular que las mujeres. El tener antecedentes familiares de enfermedades del corazón también aumenta su riesgo.

Muchos factores de riesgo de enfermedad cardiovascular se pueden controlar. El tabaquismo, una dieta con alto contenido de grasa, la presión arterial alta, la obesidad y la falta de ejercicio rutinario, son factores relacionados con un mayor riesgo de enfermedad cardiovascular. Cuando un factor de riesgo, como la presión arterial alta, se combina con otros factores, el riesgo a padecer una enfermedad cardiovascular o un accidente cerebrovascular aumenta considerablemente. El control de los factores de riesgo de enfermedad cardiovascular es algo que realmente da resultado. Durante los últimos 20 años la tasa de mortalidad debida a las enfermedades cardiovasculares en los Estados Unidos han bajado un 33%. ¡Y se han salvado 250,000 vidas anualmente!

El Tabaquismo

El riesgo de un ataque cardiaco es mayor que el doble para los fumadores que para las personas que no fuman. La probabilidad de los fumadores de sufrir un paro cardiaco es de dos a cuatro veces mayor. Cuanto más joven empiece a fumar, mayor riesgo correrá su salud. Dejar de fumar reduce rápidamente el riesgo de padecer una enfermedad cardiaca. Ya que después de algunos años el riesgo de una persona que dejó de fumar es igual al de una persona que nunca fumó.

Estudios recientes señalan que aún cuando usted no fume, puede estar aumentando su riesgo de enfermedades del corazón como consecuencia del tabaquismo ajeno. Inhalar el humo de los fumadores puede ser tan peligroso como fumar. Esto es lo que se conoce como humo de segunda mano o tabaquismo pasivo. Evite exponerse a este humo por períodos prolongados y proteja a sus hijos de este posible peligro. Si usted no fuma, no comience a hacerlo. Si fuma, deje de fumar.

La Dieta

Las dietas altas en grasas saturadas y en colesterol aumentan el riesgo de padecer enfermedades cardiacas. Estas dietas aumentan el nivel del colesterol que ya existe en la sangre y ello aumenta la probabilidad de la acumulación de colesterol y otros depósitos grasos en las paredes de los vasos sanguíneos, reduciendo el flujo sanguíneo.

Una cantidad reducida de colesterol en el cuerpo es esencial. Los alimentos altos en colesterol incluyen la yema de huevo, las carnes de órganos de animales, como el hígado, los camarones y la langosta.

Las grasas saturadas son uno de los mayores contribuyentes responsables de un nivel de colesterol sanguíneo alto. Las grasas saturadas aumentan el nivel de colesterol en la sangre porque limitan la habilidad del cuerpo para eliminar el colesterol de la sangre. Las grasas saturadas se encuentran en la carne de res, de carnero, de ternera, de cerdo, en el jamón, la leche entera y sus derivados.

Más que eliminar las grasas saturadas y el colesterol de su dieta, usted puede limitar su consumo. La moderación es la clave. Haga los cambios siempre que le sea posible. Substituya la leche entera por leche descremada o semi-descremada y use margarina en vez de mantequilla. Quite la grasa que vea en la carne y hornée o ase sus comidas en vez de freírlas de vez en cuando. Coma pescado en vez de carne roja. Consuma frutas y verduras como refrigerios o entre comidas en lugar de alimentos pre-empacados o las comidas rápidas. Lea las etiquetas cuidadosamente. Un producto cuya etiqueta dice "sin colesterol" puede ser alto en grasas saturadas.

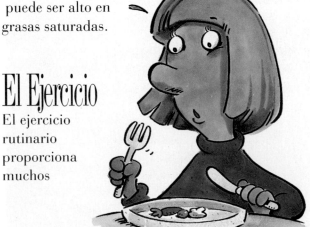

El Ejercicio

El ejercicio rutinario proporciona muchos

Cuando los Segundos Cuentan:

los niños

Emergencias que Ponen en Peligro la Vida de los

Una de cada diez llamadas al personal de los Servicios Médicos de Urgencias está relacionada con emergencias infantiles. Si usted se encuentra en compañía de niños con frecuencia, es muy probable que tenga que atender a un niño o bebé con una lesión o enfermedad. Es importante recordar que los niños no son simplemente adultos pequeños.

Uno podría pensar que, por ser físicamente más pequeños, los niños no necesitan respirar tan rápidamente como los adultos o que sus corazones no laten tan rápidamente.

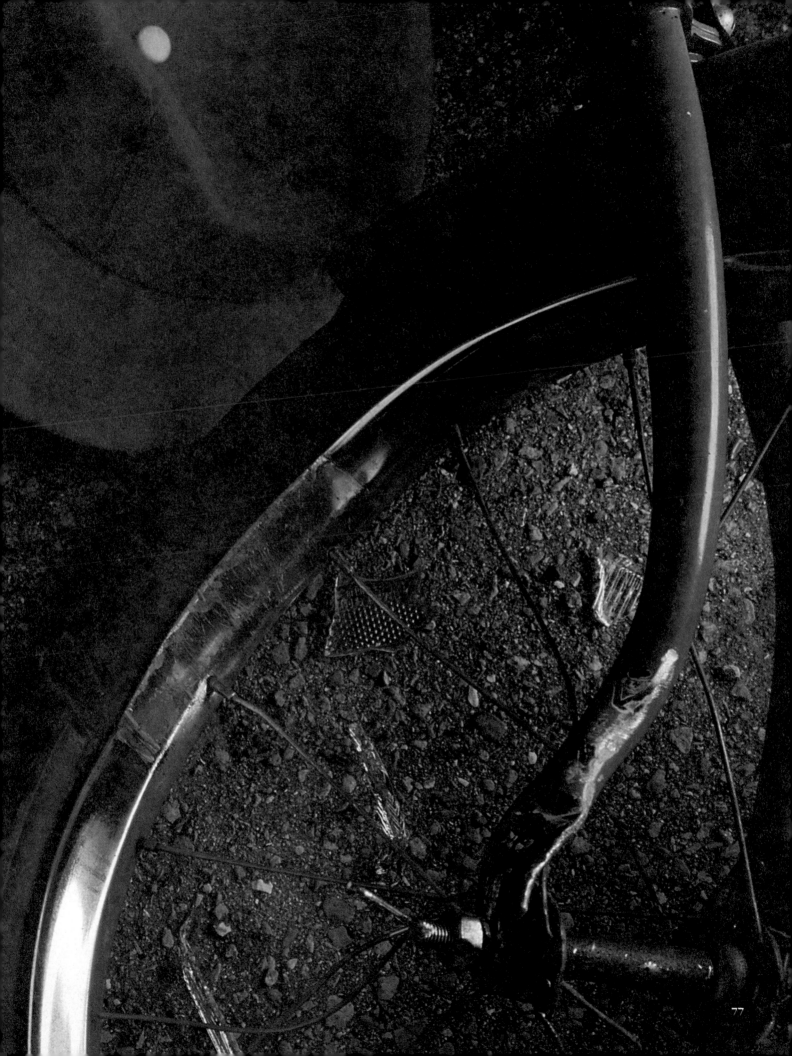

Las lesiones

son la causa principal de mortalidad infantil en los Estados Unidos

Los niños, de hecho, respiran más rápidamente que los adultos y sus corazones laten más rápidamente. Sus pequeños cuerpos enfrentan muchas exigencias. Una emergencia respiratoria o cardiaca en los niños requiere una atención diferente a la de los adultos. La atención es distinta inclusive entre niños de diferentes edades. La atención que se da a los bebés desde el nacimiento hasta el primer año de vida es ligeramente distinta a la provista a los niños entre 1 y 8 años de edad.

En una emergencia que pone en peligro la vida, es necesario actuar inmediatamente. Un niño o un bebé pueden morir en unos segundos. La vida de un niño corre peligro si el niño está inconsciente, no respira, respira con dificultad, no tiene pulso, o sangra profusamente.

Veamos las causas de las emergencias que amenazan la vida de los niños y bebés. Hace 40 años, cuando no existían los programas de inmunización ampliamente difundidos, las enfermedades contagiosas como la polio y la difteria eran las causas más comunes de mortalidad infantil. Actual-mente, las lesiones son la causa principal de mortalidad infantil en los Estados Unidos. Las cifras son sorprendentes: unos 600,000 niños son internados en hospitales anualmente debido a lesiones.

Los seis tipos de lesiones más comunes entre los niños son causadas por accidentes en vehículos motorizados, atropellos peatonales, caídas de bicicleta, ahogos, quemaduras y lesiones causadas por armas de fuego (incluyendo aquellas lesiones no intencionales, los homicidios y los suicidios).

La mayoría de las lesiones pueden evitarse. Si se evitaran, las muertes e incapacidades físicas infantiles se reducirían considerablemente. A medida que los niños crecen y se desarrollan y a medida que se exponen a distintos ambientes, se vuelven vulnerables a diferentes tipos de lesiones y enfermedades. Los adultos tienen la responsabilidad de mantener un ambiente seguro para los niños. Esto se puede lograr:

• Manteniendo a los niños alejados de objetos que les puedan lastimar.

(Continúa en la página 80.)

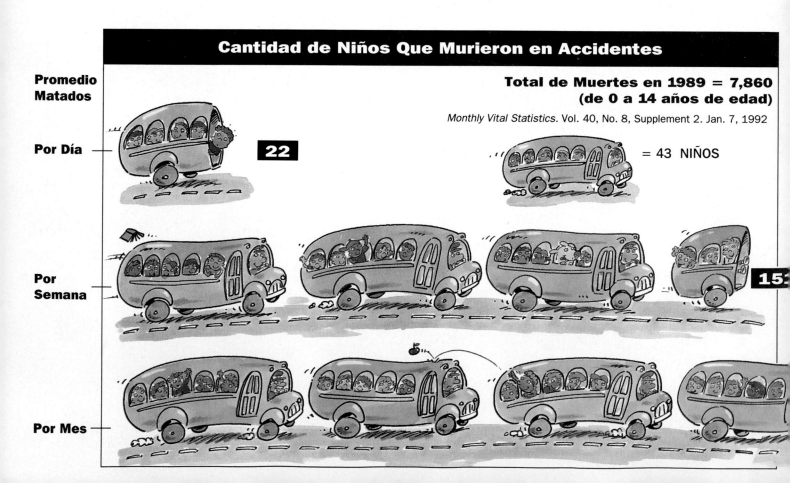

Cantidad de Niños Que Murieron en Accidentes

Promedio Matados

Por Día

Total de Muertes en 1989 = 7,860
(de 0 a 14 años de edad)

Monthly Vital Statistics. Vol. 40, No. 8, Supplement 2. Jan. 7, 1992

22

= 43 NIÑOS

Por Semana

15

Por Mes

Por qué los 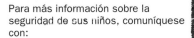 Siempre se Lastiman

Los niños sienten una curiosidad innata hacia la gente y los objetos del mundo que les rodea. Pasan la mayor parte del tiempo explorando y aprendiendo. Al mismo tiempo, sus pequeños cuerpos están creciendo rápidamente y se vuelven mas móviles. Sin embargo, el cuerpo en desarrollo de un niño es menos ágil y más propenso a lesionarse que el cuerpo de un adulto. El cuerpo de un niño y el de un adulto están proporcionados diferentemente. Por ejemplo, la cabeza de un niño es bastante grande y pesada en comparación al resto del cuerpo. Esto hace que los niños corran mayor riesgo de sufrir lesiones en la cabeza. La visión y la audición de los niños toma tiempo en desarrollarse plenamente. Es por ello que, a menudo, sufren lesiones al caminar o ir en bicicleta debido a no haber visto ni oído el tránsito.

Un método de aprendizaje de los bebés es llevándose todo a la boca. Ellos agarran y jalan objetos con sus manos, se menean y mueven el cuerpo. Todas estas acciones pueden resultar peligrosas. Un bebé que puede recoger un botón o una moneda también puede metérselos en la boca y atragantarse. El bebé que puede coger una taza de una mesita puede quemarse con líquidos calientes. Un bebé que puede rodarse también puede caerse de una cama y sufrir una lesión en la cabeza. Los bebés afrontan muchos peligros a medida que aprenden a rodar, andar a gatas, ponerse de pie, trepar y caminar. Los bebés no pueden reconocer el peligro y por eso dependen de la protección de los adultos. A menudo, protegerlos puede ser tan simple como eliminar los peligros. Un frasco de abrillantador de muebles guardado debajo del lavabo de la cocina podría envenenar a un niño curioso que puede andar a gatas. El peligro se puede eliminar fácilmente colocando el frasco de abrillantador en un gabinete cerrado fuera del alcance del niño.

Al igual que los bebés, los niños pequeños e incluso los niños mayores siempre están explorando y experimentando cosas nuevas. El poder andar hace que sean propensos a meterse en problemas más a menudo que los bebés. Estos aprenden a imitar la conducta de los adultos y comienzan a comprender el funcionamiento de las cosas. Ellos usan palabras para pedir cosas y hablar con otras personas, pero no son capaces de reconocer y juzgar posibles peligros. Por ejemplo, un niño no puede juzgar la profundidad del agua.

A menudo los niños se lesionan cuando se les deja solos, aunque sólo sea por espacio de unos minutos. Los niños pequeños necesitan orientación y vigilancia constantes por parte de los adultos, pero la cantidad y el tipo de vigilancia precisos varían según el nivel de crecimiento y desarrollo del niño.

Usted puede enseñar a los niños sobre la seguridad de dos formas. Una es dando ejemplo de conductas seguras poniéndolas en practica usted mismo. Otra es animando a los niños a comportarse de forma segura dándoles instrucciones simples y claras sobre lo que deberían hacer y lo que no deberían hacer. Por ejemplo, enseñe a los niños a abrocharse los cinturones de seguridad. Explíqueles cómo el uso de los cinturones de seguridad puede evitar que se hagan daño. Enséñeles que no deberían tocar una estufa caliente y explíqueles el significado de la palabra *caliente*. Tenga paciencia y recuerde que convertir en costumbres lo aprendido sobre la seguridad toma algún tiempo.

Para más información sobre la seguridad de sus niños, comuníquese con:

▶ Consumer Product Safety Commission
Washington, DC 20207
(800) 638-CPSC
Esta Comisión evalúa la seguridad de productos disponibles al público. Proporciona folletos con información sobre la seguridad de dichos productos. Estos folletos se pueden pedir llamando a la CPSC.

▶ National Maternal and Child Health Clearinghouse
8201 Greensboro Drive, Suite 600
McLean, VA 22102
(703) 821-8955, ext. 254
Esta organización proporciona folletos e información sobre la salud materno-infantil.

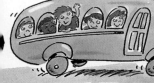
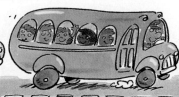
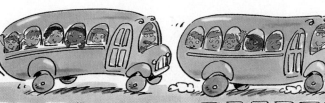

REGLAS GENERALES DE SEGURIDAD

Estas son algunas reglas básicas de seguridad para proteger a los niños.

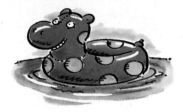

Abroche el cinturón de seguridad de los niños cuando viajen en auto.

Vigile a los niños siempre que estén dentro o cerca del agua.

Use barreras cerca de las escaleras.

No guarde pistolas cargadas en su hogar.

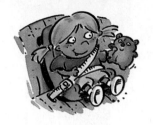

Guarde las bolsas de plástico, cordones y objetos pequeños fuera del alcance de los niños.

Llame al Centro de Control de Envenenamientos si usted cree que el niño ha ingerido veneno.

Tenga un plan de acción que pueda seguir en caso de emergencia.

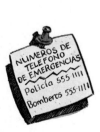

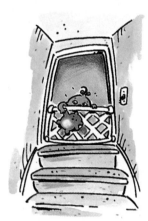

Asegúrese de que su hogar no corre peligro de incedio o combustión.

- Permaneciendo cerca de los niños para poder actuar en caso de emergencia.
- Siguiendo las reglas de seguridad y enseñándoselas a los niños.

Emergencias Respiratorias

El cuerpo humano necesita un suministro constante de oxígeno para mantenerse con vida. El aire entra por la nariz y la boca durante la respiración. El aire pasa por la garganta a través de la tráquea y llega a los pulmones. Esta vía desde la nariz y la boca hasta los pulmones se denomina vía aérea, que es comúnmente conocida como vía respiratoria. Como puede imaginarse, la vía aérea de un niño es más corta que la de un adulto. Pero al igual que en el adulto, la vía aérea debe estar abierta para que el aire llegue a los pulmones. La sangre recoge el oxígeno del aire en los pulmones. El corazón bombea la sangre a través del cuerpo. La sangre fluye a través de los vasos sanguíneos llevando oxígeno al cerebro y al resto del cuerpo.

Una emergencia respiratoria sucede cuando el aire no puede pasar libre y fácilmente hacia los pulmones. Algunas emergencias amenazan la vida porque reducen drásticamente o totalmente el suministro de oxígeno necesario para el cuerpo. Por ejemplo, el suministro de oxígeno se reduce cuando alguien tiene dificultad para respirar. Sin embargo, cuando la respiración se detiene, el suministro de oxígeno cesa, el corazón deja de latir pronto y la sangre no circula por el cuerpo. Si el cerebro no recibe oxígeno en unos cuantos minutos, se sufrirá daño cerebral o muerte.

Un problema respiratorio tan severo, que pone en peligro la vida de una víctima, es una emergencia respiratoria. Es muy importante reconocer

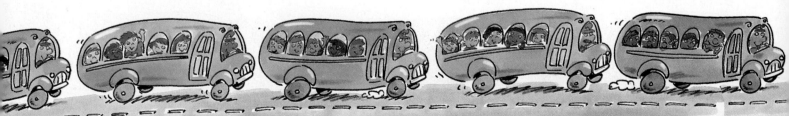

las emergencias respiratorias en bebés y niños y actuar antes de que el corazón deje de latir. A menudo, ésta es la clave para lograr salvar sus vidas.

Los corazones de los adultos normalmente dejan de latir porque están enfermos. Por ejemplo, los ataques cardiacos son la consecuencia común de las enfermedades del corazón (cardiovasculares). Sin embargo, el corazón de un niño normalmente está sano. Cuando el corazón de un niño deja de funcionar, generalmente se debe a una emergencia respiratoria. Si el niño no puede respirar adecuadamente, la sangre no tendrá la cantidad suficiente de oxígeno. Entonces le faltará oxígeno al corazón y éste dejará de latir. Cuando ésto le sucede a un niño, normalmente no sobrevive. De los pocos que sobreviven, la mayoría de ellos sufren daño cerebral permanente.

La mayoría de las emergencias cardiacas en los niños se pueden prevenir. Hay tres formas principales de prevención. Primero, evite que se lastimen los niños. Segundo, asegúrese de que los niños reciban una buena atención médica. Tercero, aprenda a reconocer las primeras señales de una emergencia respiratoria y cómo actuar durante tales emergencias.

Las emergencias respiratorias pueden ser causadas por enfermedades o por lesiones. Si la enfermedad o lesión afecta el área del cerebro relacionada con la respiración, entonces la respiración se puede trastornar o detenerse. Atragantarse con un objeto o un pedazo de alimento es una causa común de una emergencia respiratoria.

El daño a los músculos o huesos del pecho puede producir respiración dolorosa o difícil. Una descarga eléctrica y el ahogamiento pueden detener

Los adultos son responsables
de la seguridad de los niños.

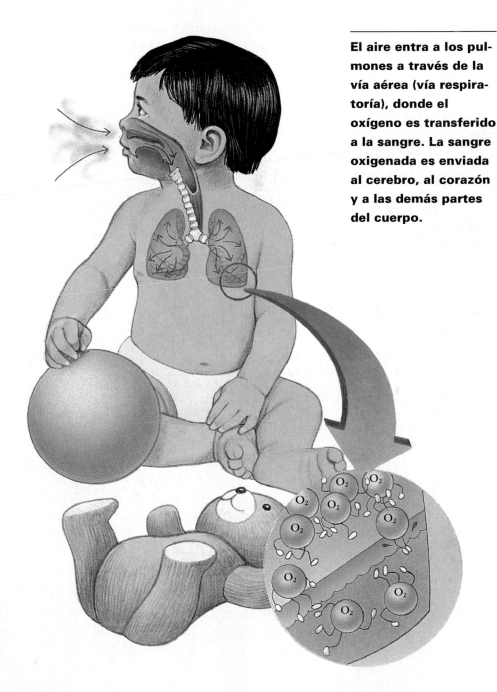

El aire entra a los pulmones a través de la vía aérea (vía respiratoría), donde el oxígeno es transferido a la sangre. La sangre oxigenada es enviada al cerebro, al corazón y a las demás partes del cuerpo.

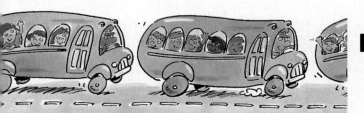

655

Si la víctima no recibe oxígeno, en pocos minutos..

sufrirá daño cerebral o morirá.

la respiración. Las reacciones alérgicas pueden inflamar la vía áerea y cerrarla. La reacción a un veneno, la ansiedad, la exaltación y las enfermedades como el asma, pueden provocar emergencias respiratorias.

El asma es un padecimiento en el cual la vía áerea se estrecha ocasionando dificultad para respirar. El asma puede desencadenarse por una reacción alérgica a un alimento, al polen, fármacos o picaduras de insecto, así como por la actividad física o estado de angustia. Usted puede reconocer un ataque típico de asma por el silbido que emite el niño al respirar. El pecho

del niño parece más grande de lo normal porque el aire queda atrapado en los pulmones. Por lo general, el asma se controla con medicamentos que abren la vía áerea y facilitan la respiración.

La hiperventilación ocurre cuando un niño respira más rápidamente de lo normal. Las causas incluyen el miedo o la angustia, lesiones, enfermedades con fiebre alta y emergencias diabéticas. El asma y el ejercicio también pueden provocar la hiperventilación. La respiración rápida y superficial es un síntoma típico de hiperventilación. A pesar de esforzarse para respirar, los

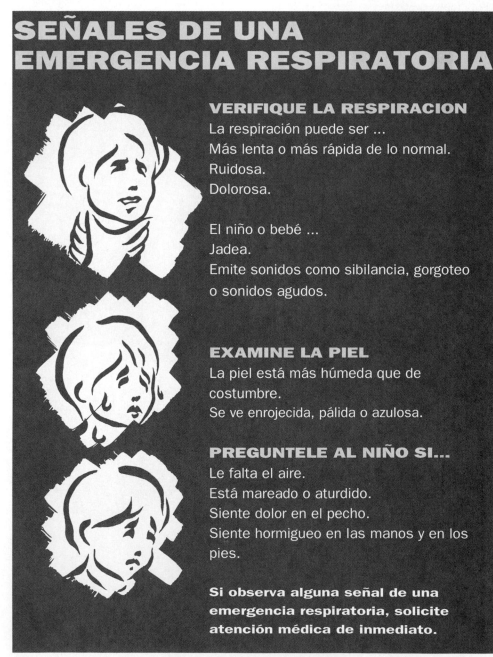

SEÑALES DE UNA EMERGENCIA RESPIRATORIA

VERIFIQUE LA RESPIRACION
La respiración puede ser ...
Más lenta o más rápida de lo normal.
Ruidosa.
Dolorosa.

El niño o bebé ...
Jadea.
Emite sonidos como sibilancia, gorgoteo o sonidos agudos.

EXAMINE LA PIEL
La piel está más húmeda que de costumbre.
Se ve enrojecida, pálida o azulosa.

PREGUNTELE AL NIÑO SI...
Le falta el aire.
Está mareado o aturdido.
Siente dolor en el pecho.
Siente hormigueo en las manos y en los pies.

Si observa alguna señal de una emergencia respiratoria, solicite atención médica de inmediato.

niños que se hiperventilan sienten que no tienen suficiente aire o que se están sofocando. Por lo tanto, con frecuencia están atemorizados y ansiosos o parecen confusos. Pueden sentirse mareados o tener adormecimiento de los dedos de las manos y de los pies u hormigueo.

Las reacciones alérgicas severas pueden ocasionar inflamación de la vía áerea y restricción de la respiración. Pueden ser causadas por picaduras de insectos, ciertos alimentos o medicamentos tales como la penicilina. Si usted sabe que un niño es alérgico a ciertas sustancias, manténgalo alejado de ellas. El médico puede pedirle al adulto o al tutor del niño que lleve consigo los medicamentos para contrarrestar la reacción.

Las señales de reacciones alérgicas se pueden desarrollar muy rápidamente. Estas reacciones incluyen erupciones, una sensación de opresión en el pecho y la garganta, e inflamación de la cara, el cuello y la lengua. El niño puede sentirse mareado o confuso. Si no se atienden de inmediato, las reacciones alérgicas severas pueden poner en peligro la vida del niño.

Aunque existen muchas causas para las emergencias respiratorias, no es necesario conocerlas para poder ayudar. Usted, sin embargo, sí necesita reconocer las señales de una emergencia respiratoria y ¡responder de inmediato!

Cómo Reconocer Las Emergencias Respiratorias

En alguna ocasión quizás usted tenga que atender a un niño o a un bebé consciente con problemas para respirar. Probablemente usted identificará el problema respiratorio observando y escuchando la forma en que respira el niño o el bebé. Si el niño puede hablar, él mismo puede decirle qué le pasa.

La respiración normal es silenciosa y suave. Los niños no deben esforzarse para respirar. Las respiraciones deben ser rítmicas y no causar dolor.

Hay muchas señales de una emergencia respiratoria. Tal vez varíen de

Si el corazón de un niño se detiene

generalmente
se debe
a una
emergencia
respiratoria.

un niño a otro. Por ejemplo, los niños y los bebés dan la impresión de que les falta el aliento o que jadean al respirar. Pueden respirar más despacio o más rápidamente de lo normal. Sus respiraciones pueden ser más superficiales o más profundas de lo normal. Pueden emitir sonidos extraños como sibilancia, gorgoteo o sonidos agudos.

La piel también puede indicar que algo está mal. La piel del niño puede parecer húmeda y enrojecida al principio. Luego puede volverse pálida o azulosa, a medida que disminuye el nivel de oxígeno en la sangre.

Un niño con problemas respiratorios puede sentirse mareado o confuso. Puede quejarse de dolor en el pecho o

de hormigueo en las manos y en los pies. También puede estar atemorizado.

Cualquiera de estas señales es indicación de una emergencia respiratoria. Es decir, la respiración ruidosa, dolorosa, demasiado rápida o lenta es indicativa de una emergencia respiratoria.

Un niño que habla le podrá decir si tiene dificultad para respirar. Sin embargo, si se trata de un bebé o de un niño muy pequeño, será necesario basarse en su propio criterio, después de revisar al niño y la forma de respirar de éste. Solicite atención médica inmediatamente si nota cualquier señal de emergencia respiratoria.

(Continúa en la página 88.)

ATENCION DE

EMERG

RESPIRA

LOS NIÑOS CON
ENCIAS ATORIAS

Reconocer y atender una emergencia respiratoria es la clave para prevenir otras emergencias. Un problema respiratorio puede indicar el comienzo de una afección que amenaza la vida.

SI UN NIÑO O BEBE TIENE DIFICULTAD PARA RESPIRAR

Si un niño o bebé consciente tiene dificultad para respirar, ayúdelo a reposar en una posición cómoda. Estar sentado facilita la respiración. Asegúrese de que alguien pida ayuda llamando al número local de emergencias. Quédese junto al niño o bebé hasta que llegue la ambulancia.

Recuerde que un niño con problemas respiratorios puede tener dificultad para hablar. Pregunte a los espectadores si saben algo sobre el problema del niño. El niño puede mover la cabeza para contestar sí o no a las preguntas. Continúe verificando la respiración y el aspecto de la piel. Tranquilice al niño para reducir la angustia que pudiera haber contribuido al problema respiratorio. Evite los excesos de calor o frío para el niño o bebé.

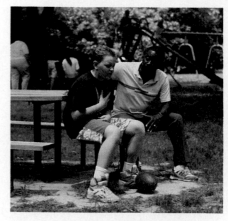

Si un bebé o un niño consciente tiene dificultad para respirar, ayúdelo a reposar sentado.

La atención que se le proporciona a un bebé es algo distinta a la que se le proporciona a un niño.

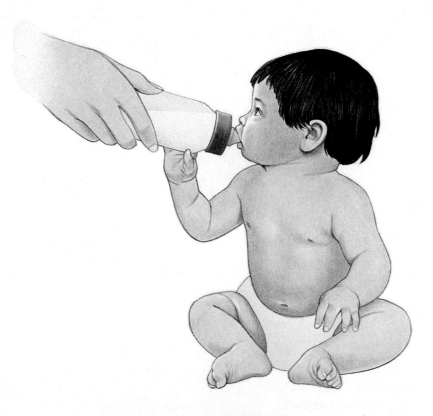

**Bebé
(de 0 a 1 año
de edad)**

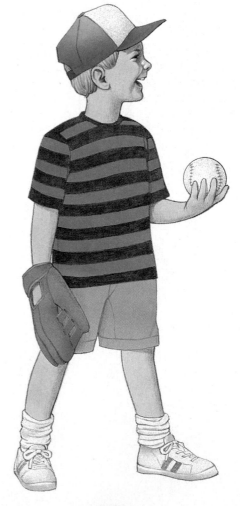

**Niño
(de 1 a 8 años
de edad)**

Ayúdele a tomar cualquier medicamento que se le haya recetado para su afección.

Cuando el niño o bebé respira de forma acelerada, esto se denomina hiperventilación. De estar seguro que ello no se debe a una lesión o enfermedad sino al estado emotivo del niño (agitación o nervios), intente tranquilizar al niño y hacer que éste respire más despacio. Casi siempre, al tranquilizar al niño se elimina la hiperventilación. Si la respiración del niño no se normaliza o si éste queda inconsciente debido a la hiperventilación, llame al númcro local de emergencias inmediatamente.

Si usted reconoce las señales de una emergencia respiratoria y puede dar atención, puede evitar que esa afección acabe siendo una emergencia más grave. Si el niño deja de respirar y no recibe atención inmediata, éste puede morir.

La atención que se da a los bebés y niños en casos de emergencias respiratorias es similar. Tal como leyó, algunas técnicas varían de acuerdo con el tamaño del niño o bebé. Las técnicas indicadas para niños deben usarse en niños de 1 a 8 años de edad. Las técnicas para los bebés se aplican a los menores de 1 año. Un lineamiento general es usar las técnicas para bebés en niños o bebés que midan igual o menos que la longitud de su muslo o que usted pueda sostener cómodamente con su mano y antebrazo. Use las técnicas para niños en los de mayor tamaño.

LA ATENCION DE LOS PROBLEMAS RESPIRATORIOS

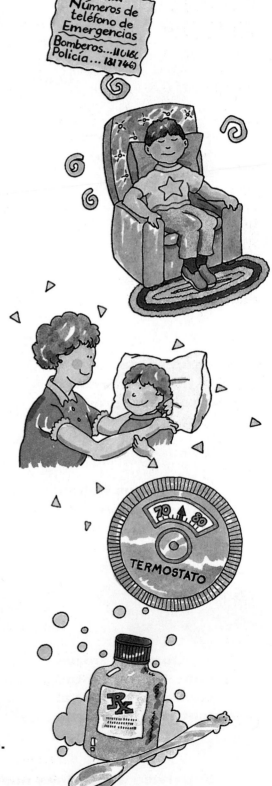

Llame al número local de emergencias para solicitar ayuda.

Ayude al niño o al bebé a descansar en la posición más cómoda para poder respirar.

Consuele al niño o bebé.

Continúe verificando la respiración.

Evite el calentamiento o el enfriamiento excesivo en el niño o en el bebé.

Dé al niño o al bebé el medicamento recetado.

PREVENCION DEL ATRAGANTAMIENTO

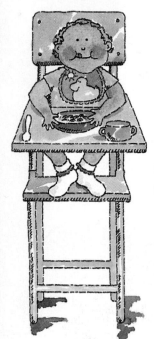

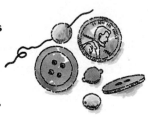

No deje objetos pequeños tales como botones, monedas o bolitas, al alcance de los bebés.

Cuando los niños coman, siéntelos en una silla alta para comer o a la mesa.

No permita al niño comer muy rápidamente.

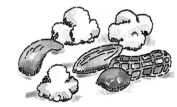

Dé a los bebés alimentos molidos que no tengan que masticar.

Asegúrese de que los juguetes sean lo suficientemente grandes para que no se los puedan tragar.

No dé a los bebés ni a los niños pequeños alimentos como nueces, uvas, palomitas de maíz o verduras crudas.

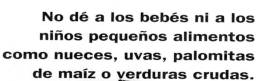

Asegúrese de que los juguetes no tengan piezas pequeñas que el niño pueda arrancar.

Corte en trozos pequeños los alimentos que puedan provocar el atragantamiento, como las salchichas.

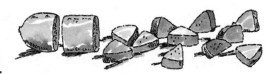

Supervise a los niños mientras comen.

SI UN NIÑO SE ESTA ATRAGANTANDO

El atragantamiento es común durante la infancia y puede ocasionar la muerte. Cuando un niño se atraganta, la vía aérea está parcial o totalmente bloqueada, por algún alimento o por un objeto pequeño. Con frecuencia, los niños se atragantan cuando están comiendo, incluso con pedazos muy pequeños de comida. Así mismo, los niños no siempre mastican bien los alimentos. Algunos alimentos fáciles de comer para un adulto pueden ser la causa de atragantamiento en un niño.

Los niños exploran el mundo a través del sentido del gusto. Pero especialmente, los niños menores de tres años, quienes frecuentemente se llevan a la boca objetos tales como monedas, juguetes y bolitas. Esta conducta es normal pero puede provocar el atragantamiento.

Un niño atragantado puede dejar de respirar rápidamente, quedar inconsciente y hasta morir. Por lo tanto,

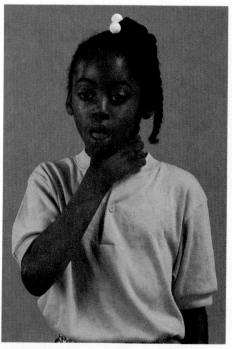

El llevarse una o ambas manos a la garganta es reconocido universalmente como una señal de atragantamiento.

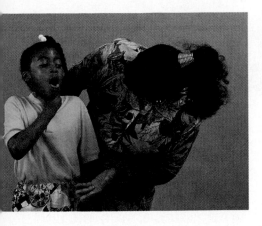

Anime a una niña que esté tosiendo vigorosamente a que continúe haciéndolo si se está atragantando.

es muy importante reconocer cuándo un niño necesita primeros auxilios debido a un atragantamiento. Una de las señales es la tos. Algunas veces el niño tose vigorosamente cuando se está atragantando. En otras ocasiones, tose débilmente o emite un sonido agudo al toser. Un niño que no puede respirar ni toser en absoluto puede asustarse y llevarse una o ambas manos a la garganta.

Si el niño tose vigorosamente, ésto significa que la vía aérea está bloqueada parcialmente pero el niño puede recibir un poco de aire. Quédese junto al niño. Dígale que siga tosiendo. El toser puede despejar la vía aérea. Llame al número local de emergencias si el niño no deja de toser pronto o no expulsa el objeto.

Si el niño tose con debilidad o emite un sonido agudo o si no puede hablar, respirar ni toser, la vía aérea está completamente obstruida. Usted debe darle primeros auxilios inmediatamente. Trate de hacerle expulsar el objeto que le obstruye la vía aérea provocándole una tos artificial. Coloque sus brazos alrededor de la cintura del niño. Haga un puño con una mano y colóquelo en la parte media del abdomen del niño justo arriba, pero no encima, del ombligo. Tome el puño con la otra mano. Aplique presiones rápidas en el abdomen, hacia arriba hasta que el niño logre expulsar el objeto.

Deténgase tan pronto como el niño expulse el objeto o empiece a respirar o toser. Observe al niño y asegúrese de que éste respira normalmente de nuevo. Incluso después de haber expulsado el objeto, el niño

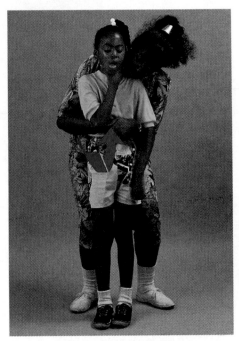

Si una niña se está atragantando y no puedo hablar aplíquele presiones rápidas en el abdomen justo arriba, pero no encima, del ombligo hasta que el objeto sea expulsado.

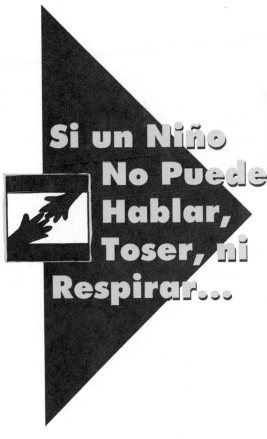

Si un Niño No Puede Hablar, Toser, ni Respirar...

puede tener problemas respiratorios que necesitan atención médica. Las presiones abdominales pueden causar lesiones. Por estas razones debe llamar al número local de emergencias si aún no lo ha hecho. También debe llevar al niño al departamento de urgencias del hospital para que lo examine un médico. Haga esto aún cuando el niño parezca respirar normalmente.

Si al revisar al niño, nota que éste no puede hablar, toser, llorar ni respirar...

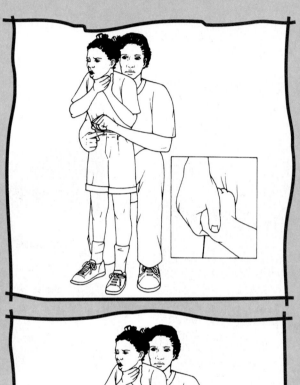

PASO 1

Coloque el puño con el lado del pulgar contra la parte media del abdomen justo arriba, pero no encima, del ombligo. Tome el puño con la otra mano.

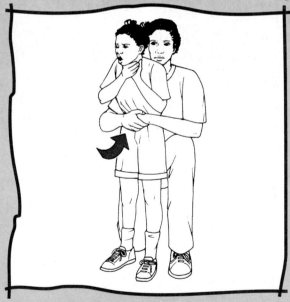

PASO 2

Aplíquele presiones rápidas hacia dentro y hacia arriba.

Continúe hasta que el objeto sea expulsado o hasta que el niño quede inconsciente.

SI UN NIÑO NO RESPIRA

Un niño puede dejar de respirar debido a una enfermedad, una lesión o una obstrucción de la vía aérea. Un niño no recibirá oxígeno si no respira. El cuerpo sólo puede funcionar unos minutos sin oxígeno, antes de que los demás sistemas del cuerpo empiecen a fallar.

Un niño que no respira necesita respiración de salvamento. Esto es una forma de proporcionar aire a la persona y darle el oxígeno necesario para sobrevivir.

Usted sabrá si debe dar respiración de salvamento después de examinar a un niño inconsciente. Si el niño no respira pero todavía tiene pulso prepárese para darle la respiración de salvamento: inclínele la cabeza hacia atrás, levantándole la barbilla hasta retirar la lengua de la parte posterior de la garganta. Esto despejará la vía aérea.

Coloque su oído al lado de la boca del niño. Verifique si hay respiración durante unos 5 segundos. Si no ve, oye, ni siente señales de respiración, cierre la nariz del niño apretándosela con sus dedos y séllele la boca con su boca. Empiece a soplar lentamente en la boca del niño hasta que el pecho de éste se eleve. Déle dos soplos para comenzar. Cada soplo debe durar alrededor de 1½ segundos. Haga una pausa entre soplos para permitir que el aire salga. Observe si al dar los soplos el pecho se eleva ligeramente, confirmando que el aire entra a los pulmones del niño.

Verifique el pulso en un lado del cuello. Si siente el pulso, pero el niño todavía no respira, déle un soplo cada 3 segundos. Para mantener un ritmo uniforme al dar los soplos, cuente de esta manera, "uno, un mil". Al llegar a "dos, un mil" tome aire y vuelva a darle

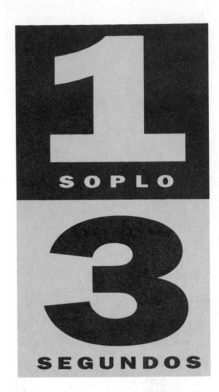

Si el niño no respira pero tiene pulso, déle un soplo cada 3 segundos.

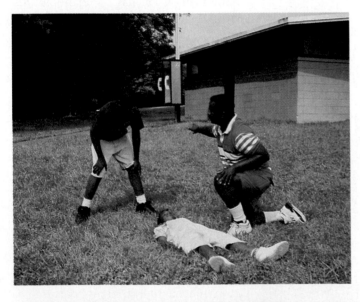

Si alguien está con usted cuando descubre a un niño inconsciente, pídale a esa persona que llame inmediatamente por teléfono para solicitar ayuda mientras usted atiende al niño.

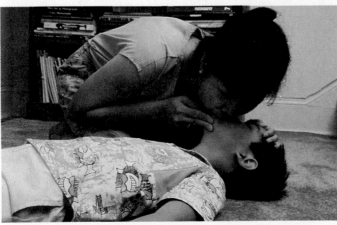

Si un niño deja de respirar, usted tiene que respirar por él. A ésto se le conoce como respiración de salvamento.

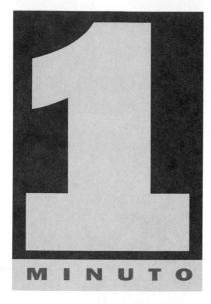

1 MINUTO

Si usted está solo y el niño no respira, déle respiración de salvamento por 1 minuto antes de llamar al número de emergencia.

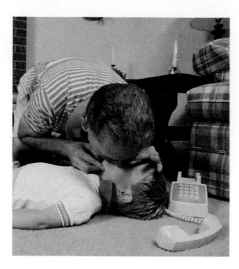

Si el niño es lo bastante pequeño, lléveselo con usted y continúe dándole los soplos mientras hace la llamada.

otro soplo al niño en vez de contar "tres, un mil".

Despúes de un minuto de respiración de salvamento (alrededor de 20 soplos), verifíquele de nuevo el pulso. Continúe la respiración de salvamento si el niño tiene pulso pero no respira y verifíquele el pulso cada minuto, hasta que una de las siguientes situaciones ocurra:

- El niño empieza a respirar por sí solo.
- El niño no tiene pulso (comience la reanimación cardiopulmonar, RCP).
- Otro rescatador entrenado lo sustituye.
- Usted está agotado y no puede continuar.

Llame al número local de emergencias para pedir ayuda si descubre a un niño que está inconsciente. Si alguien está con usted, pídale a esa persona que haga la llamada inmediatamente. De esta manera, usted puede continuar examinando al niño y dándole respiración de salvamento u otra atención necesaria de inmediato. Si usted está solo cuando encuentra a un niño inconsciente que no respira, déle respiración de salvamento durante un minuto antes de llamar al número local de emergencias. Posponer la llamada le permitirá dar los soplos que darán oxígeno al niño y evitará que sufra un paro cardiaco. Si el niño es pequeño, lléveselo con usted y continúe dándole los soplos mientras hace la llamada.

Cuando le dé respiración de salvamento, evite que el aire entre al estómago del niño en vez de a los pulmones. Esto puede suceder si los soplos son muy prolongados, si respira con mucha fuerza, o no abre la vía aérea lo suficiente.

Mantenga la cabeza del niño inclinada hacia atrás para evitar la entrada de aire al estómago. Sople *lentamente* en la boca del niño, sólo lo suficiente para que el pecho se eleve. Cada soplo debe durar alrededor de 1½ segundos. Haga una pausa entre los soplos para permitir que el aire salga de los pulmones del niño y para que usted tenga oportunidad de inhalar aire.

Si el niño vomita, sitúelo de lado y límpiele la boca.

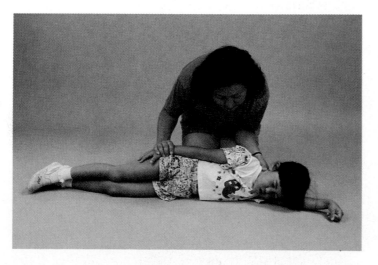

El aire en el estómago puede provocar vómito en el niño. Cuando un niño inconsciente vomita, el vómito puede entrar en los pulmones y obstruir la respiración. El aire en el estómago ocasiona dificultades para el movimiento del diafragma, que es el músculo grande que controla la respiración. Esto, a su vez, dificulta que los pulmones se llenen de aire.

El niño puede vomitar aún cuando usted le esté dando la repiración de salvamento apropiadamente. Si ésto sucede, sitúe al niño de lado y límpiele

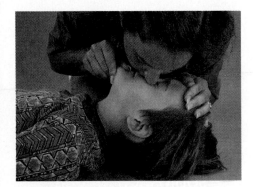

Para dar respiración de boca a nariz, cierre la boca del niño, haga un sello con su boca alrededor de la nariz del niño y sóplele hacia el interior de la nariz.

la boca. De ser posible, use guantes desechables u otra protección como una gasa o un pañuelo para limpiarle la boca. Luego coloque al niño boca arriba para continuar dándole respiración de salvamento.

Algunas veces usted no podrá sellar la boca del niño. Por ejemplo, cuando la mandíbula o la boca del niño están lesionadas o fuertemente cerradas y no se pueden abrir. Si no puede sellar la boca del niño con la suya, entonces puede darle la respiración por la nariz. Inclínele la cabeza al niño, ciérrele la boca empujando suavemente la barbilla. Selle la nariz del niño con su boca y sople en la nariz. De ser posible, abra la boca del niño entre los soplos para dejar salir el aire.

Finalmente, si un niño ha sufrido una caída o estuvo involucrado en un accidente automovilístico, usted puede sospechar que hay una lesión en la cabeza, el cuello o la columna. Si sospecha que hay una lesión de este tipo, es preferible no mover la cabeza ni el cuello del niño. Si necesita abrirle la vía aérea, hágalo levantando la barbilla del niño sin inclinarle la cabeza hacia atrás. Esto puede ser suficiente para permitir el paso del aire a los pulmones. Si usted está tratando de dar soplos y el aire no entra, incline la cabeza del niño ligeramente hacia atrás. Generalmente, ésto es suficiente para que el aire penetre en los pulmones. Si el aire aún no entra, inclínele la cabeza un poco más. Es poco probable que el inclinarle la cabeza un poco más ocasione un mayor daño. Recuerde que si un niño no respira, su mayor necesidad es recibir aire.

(Continúa en la página 98.)

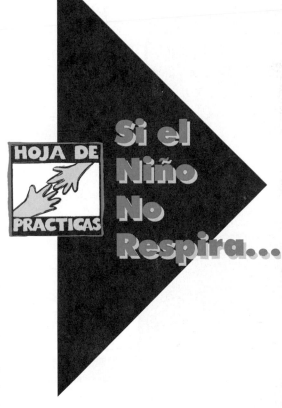

Si el Niño No Respira...

HOJA DE PRACTICAS

Si sospecha que existe una lesión en la cabeza o en la columna vertebral, trate de abrirle la vía aérea levantándole la barbilla sin inclinarle la cabeza.

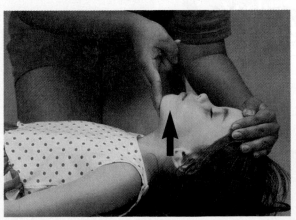

SI EL AIRE NO ENTRA

Es posible que el pecho del niño inconsciente no suba ni baje cuando usted le dé los soplos. Quizás usted no haya inclinado la cabeza hacia atrás lo suficiente o que la lengua le esté obstruyendo la garganta. Incline la cabeza del niño nuevamente y déle dos soplos más. Si el aire todavía no entra, es porque la vía aérea del niño está obstruida. Algún alimento, un objeto pequeño, un juguete o líquidos como sangre o saliva pueden obstruirle la vía aérea. Mientras usted atiende al niño, pídale a alguien que llame al número local de emergencias.

Lo más importante es intentar sacar el objeto o moverlo lo suficiente para que el aire pueda entrar y llegar a los pulmones. Primero, trate de crear una tos artificial para forzar al aire y al objeto a salir de la vía aérea. Para hacer esto, presione el abdomen del niño con ambas manos aplicando presiones rápidas hacia arriba. Para aplicar presiones abdominales colóquese a horcajadas sobre las piernas del niño. Coloque la base de la palma de una mano en la parte media del abdomen justo arriba, pero no encima, del ombligo. Ponga la otra mano sobre la primera. Comience a aplicar presiones en la dirección de la cabeza del niño. Aplique hasta 5 presiones y después observe si el objeto está en la boca del niño. Si lo puede ver, deslice un dedo a lo largo del interior de la mejilla del niño y trate de enganchar el objeto con su dedo para sacarlo (barrida). Después, déle dos soplos.

Si sus intentos para despejar la vía aérea no tuvieron éxito, repita las presiones abdominales, la búsqueda del objeto en la boca y los soplos. Mientras más tiempo esté el niño sin oxígeno, más se relajan los músculos de la garganta y más fácil será sacar el objeto.

Si logra despejar la vía aérea y puede inflar los pulmones del niño, déle dos soplos lentos y verifíquele el pulso. Si hay pulso, verifique si hay respiración. Si el niño todavía no respira por sí solo, continúe dándole respiración de salvamento.

Si el niño empieza a respirar por sí solo, mantenga abierta la vía aérea y verifique la respiración hasta que el personal del SMU llegue y se haga cargo de la situación.

APLIQUE PRESIONES ABDOMINALES

Si usted no puede hacer entrar el aire en el niño, es probable que la vía aérea esté obstruida. Aplique presiones abdominales.

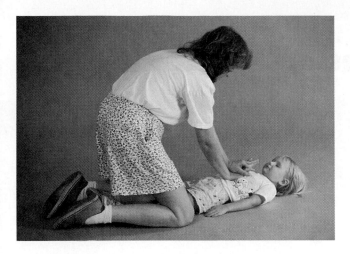

Para aplicar las presiones abdominales, colóquese a horcajadas sobre las piernas del niño. Coloque sus manos con los dedos apuntando en dirección a la cabeza del niño y aplíquele presiones rápidas hacia adentro y hacia arriba.

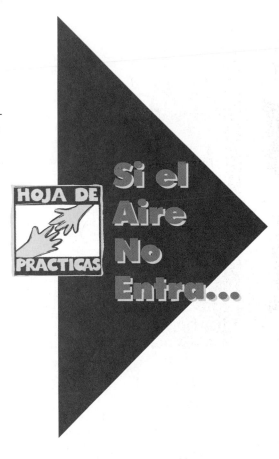

HOJA DE PRACTICAS

Si el Aire No Entra...

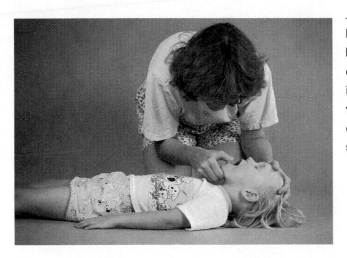

Busque el objeto en la boca. Si lo puede ver, deslice un dedo por el interior de la mejilla, trate de engancharlo con el dedo y hacerlo salir.

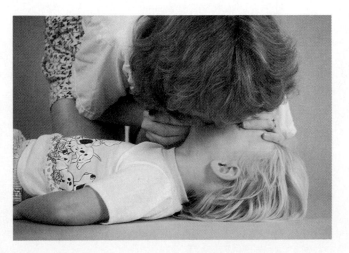

Abrale la vía aérea y trate de darle 2 soplos.

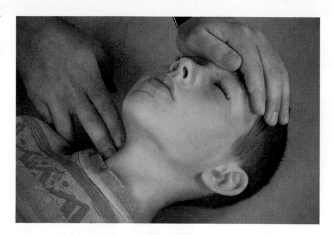

El pulso de un niño se verifica en el lado del cuello.

SI EL NIÑO NO TIENE PULSO

Cuando examine a un niño inconsciente debe verificarle la respiración y el pulso. El corazón dejará de latir si el niño no respira. Verificando el pulso sabrá si el corazón le funciona. El pulso de un niño se verifica en el lado del cuello. Si no encuentra el pulso después de haberlo buscado durante 5 a 10 segundos, deberá iniciar la reanimación cardiopulmonar (RCP).

La RCP consiste de dos elementos: las compresiones en el pecho y la respiración de salvamento. Para aplicar compresiones en el pecho comprima el pecho hacia abajo en la mitad inferior del esternón y despúes relaje la presión. La segunda parte de la RCP es la respiración de salvamento. Cuando proporcione RCP, alterne las compresiones en el pecho con la respiración de salvamento.

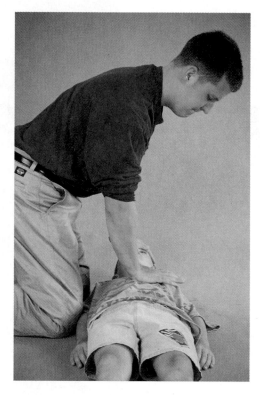

Para dar compresiones, sostenga la cabeza del niño inclinada hacia atrás con una mano y coloque la base de la palma de su otra mano en el extremo inferior del esternón. Comprima el pecho hacia abajo y después relaje la compresión siguiendo un ritmo uniforme y suave.

Cuando usted sopla en los pulmones de un niño que ha dejado de respirar, usted suministra oxígeno a los pulmones de éste. Los pulmones envían este oxígeno a la sangre. Cuando usted comprime el pecho, hace que la sangre fluya por el cuerpo. La sangre transporta oxígeno al cerebro, al corazón y a las demás partes del cuerpo. La RCP hace que la sangre oxigenada continúe fluyendo por todo el cuerpo, especialmente al cerebro.

Usted debe empezar la RCP lo más pronto posible después de que el corazón haya dejado de latir. Si las células cerebrales no reciben oxígeno antes de 4 minutos, empiezan a morir. Comenzar la RCP inmediatamente aumenta la probabilidad de sobrevivencia del niño.

Una vez que haya decidido que el niño necesita RCP, usted debe colocarse en la posición correcta. Coloque al niño boca arriba, sobre una superficie firme y plana. Arrodíllese al lado del pecho del niño. Mantenga la vía aérea abierta sosteniendo la cabeza del niño inclinada hacia atrás con una

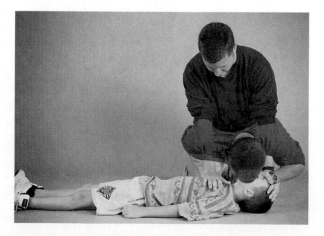

Cuando proporcione RCP, alterne las compresiones en el pecho con la respiración de salvamento.

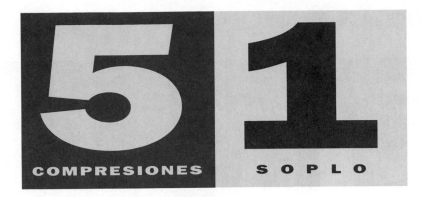

5 COMPRESIONES **1** SOPLO

**Si el niño no respira
ni tiene pulso, dé ciclos de
5 compresiones y 1 soplo.**

mano. Coloque su otra mano en el esternón, en la parte media del pecho y comprima cinco veces hacia abajo y deje que el pecho vuelva a su posición original después de cada compresión. Cada compresión debe ser de alrededor de 1½ pulgadas (3.8 cm) de profundidad. Estas 5 compresiones suelen tomar alrededor de 3 segundos. Cuente de esta manera, "uno, dos, tres, cuatro, cinco" para ayudarse a mantener un ritmo uniforme.

Después de aplicarle las 5 compresiones, es necesario hacer llegar oxígeno a los pulmones del niño. Mantenga la cabeza del niño inclinada hacia atrás, levántele la barbilla y déle 1 soplo lentamente (durante 1½ segundos) hasta que el pecho se eleve. Continúe este ciclo de 5 compresiones y 1 soplo. Repita 12 ciclos de RCP (1 minuto aproximadamente). Luego verifique el pulso otra vez. Si no siente el pulso, continúe la RCP hasta que llegue la ambulancia. Verifique de nuevo el pulso y la respiración al cabo de unos cuantos minutos y continúe haciéndolo periódicamente.

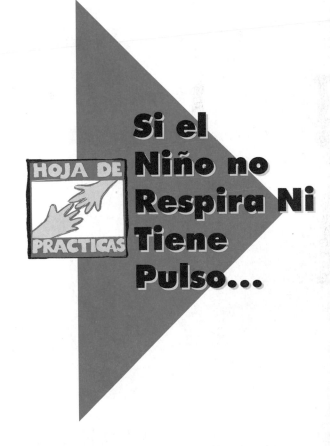

HOJA DE PRÁCTICAS

Si el Niño no Respira Ni Tiene Pulso....

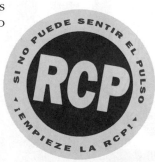

SI NO PUEDE SENTIR EL PULSO

RCP

¡EMPIEZE LA RCP!

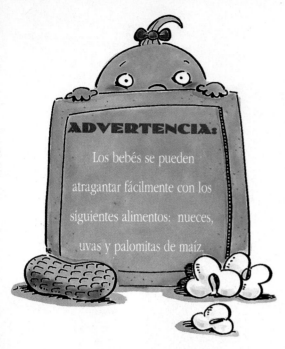

Si un Bebé se Está Atragantando

El atragantamiento es una de las principales causas de muerte entre los bebés. Esto se debe a que los bebés aprenden a conocer su ambiente llevándose objetos a la boca y por esta razón son propensos a atragantarse. Los objetos pequeños, como las monedas, bolitas, piezas de juguetes y guijarros, son peligrosos si un bebé se los lleva a la boca. Los bebés también se atragantan porque su habilidad para alimentarse no está totalmente desarrollada. Pueden atragantarse fácilmente con alimentos que los adultos comen, como por ejemplo, nueces, uvas y palomitas de maíz.

Una forma de prevenir el atragantamiento es no dejando nunca solo a un bebé mientras come. No apoye un biberón de leche para que se la tome solo. Siempre manténgase junto a él durante sus comidas y refrigerios. Corte los alimentos en pedazos pequeños. No le dé alimentos como las nueces, que pueden alojarse en la vía aérea. Si sospecha que un bebé tiene un objeto en la boca, verifíquelo con sus dedos y sáquelo. Revise periódicamente los pisos, alfombras y otros lugares en busca de monedas, alfileres u otros objetos pequeños que un bebé pueda recoger y llevarse a la boca.

Un bebé atragantado, al igual que un niño, puede dejar de respirar rápidamente, quedar inconsciente y morir. Si él tose vigorosamente, déjelo toser y obsérvelo cuidadosamente. Pídale a alguien que llame al número local de emergencias si el bebé continúa tosiendo, tose débilmente, emite un sonido agudo mientras tose o no puede llorar, toser, ni respirar. Usted tendrá que darle golpes en la espalda y compresiones en el pecho para despejarle la vía aérea obstruida.

Para llevar ésto a cabo, coloque al bebé boca abajo sobre su antebrazo y sosténgale la cabeza con su mano. Con la otra mano déle 5 golpes en la espalda, en medio de los omóplatos. Sitúe al bebé boca arriba, coloque 2 ó 3 dedos en el centro del esternón y aplíquele 5 compresiones en el pecho. Cada compresión debe tener una profundidad de alrededor de 1 pulgada (2.54 cm). Sitúelo de nuevo boca abajo y repita los golpes en la espalda y, a continuación, las compresiones en el pecho.

Deténgase tan pronto como el bebé expulse el objeto, empiece a respirar o a toser. Obsérvelo para asegurarse de que respira sin dificultad. Llame al número local de emergencias si no lo ha hecho todavía. Deberá llevar al bebé al departamento de urgencias de un hospital para que un médico lo revise. Llévelo aún cuando el bebé parezca respirar sin problemas.

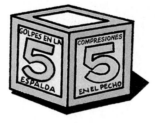

*P*ara despejar una vía aérea obstruida, usted tendrá que repetir una serie de 5 golpes en la espalda y 5 compresiones en el pecho.

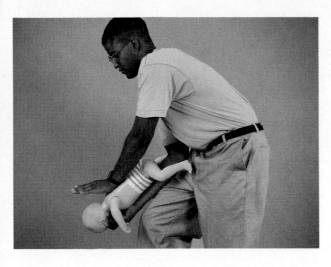

Coloque al bebé boca abajo sobre su antebrazo de manera que la cabeza de éste quede a un nivel más bajo que el pecho. Déle 5 golpes en la espalda, en medio de los omóplatos.

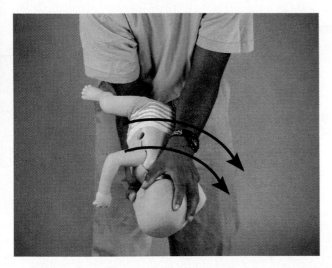

Sitúe al bebé boca arriba.

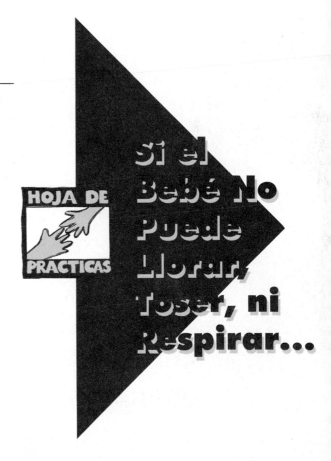

HOJA DE PRACTICAS

Si el Bebé No Puede Llorar, Toser, ni Respirar...

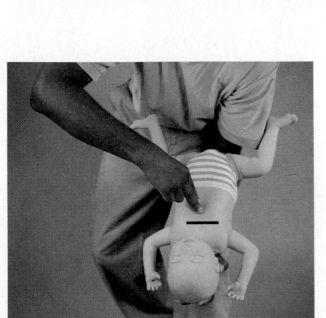

Déle 5 compresiones en el pecho, en el centro del esternón.

Si al revisar al bebé, nota que éste no puede toser, llorar ni respirar...

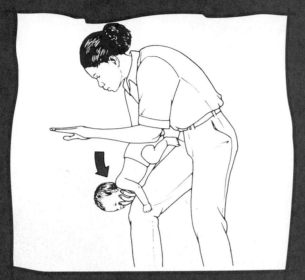

PASO 1

Coloque al bebé boca abajo sobre su antebrazo. Dé al bebé 5 golpes en la espalda, entre los omóplatos con la base de la palma de la mano.

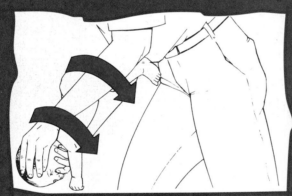

PASO 2

Voltee al bebé boca arriba sobre su antebrazo.

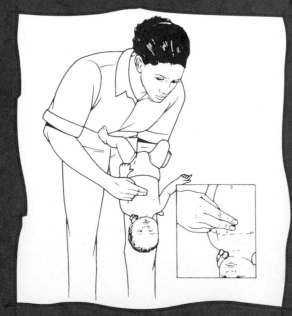

PASO 3

Déle 5 compresiones en el pecho en el centro del esternón.

Repita los golpes en la espalda y las compresiones en el pecho hasta que el bebé expulse el objeto, empiece a respirar por sí mismo o quede inconsciente.

Un bebé que no respira necesita respiración de salvamento. Déle un soplo cada 3 segundos.

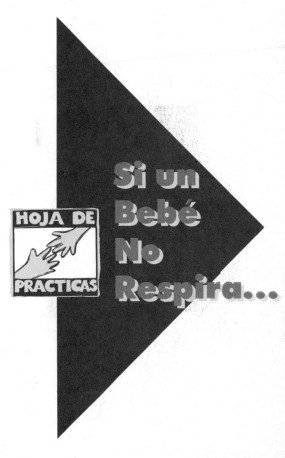

Si un Bebé No Respira...

Si un Bebé No Respira

Cuando un bebé deja de respirar, su cuerpo puede funcionar sin oxígeno unos cuantos minutos antes de que los demás sistemas del cuerpo empiecen a fallar. Al igual que un niño, un bebé que no respira pero que tiene pulso, necesita respiración de salvamento inmediatamente para proporcionarle el oxígeno necesario para sobrevivir. La necesidad de dar respiración de salvamento se reconoce después de verificar la respiración y el pulso del bebé. No es necesario inclinar mucho la cabeza de un bebé para abrirle la vía aérea. Usted sabrá que la vía aérea está abierta si el pecho del bebé se eleva y desciende cuando usted le da los soplos.

Debido al tamaño reducido de la boca de un bebé, coloque su boca sobre la boca y la nariz del bebé y no únicamente en la boca, como en el caso de los niños. Sople lentamente en el bebé sólo hasta que vea que el pecho se eleva. Cada soplo debe durar alrededor de 1½ segundos. Haga una pausa entre los soplos para permitir que el aire salga. Observe si el pecho se eleva cada vez que usted dé un soplo para asegurarse de que los soplos están entrando. Déle 1 soplo aproximadamente cada 3 segundos. Una buena manera de mantener el ritmo de los soplos es contando de la siguiente manera: "uno, un mil", al llegar a "dos, un mil" tome aire y vuelva a darle otro soplo al niño en vez de contar "tres, un mil". Recuerde soplar despacio y suavemente. Los soplos demasiado fuertes o rápidos pueden hacer que el aire entre al estómago en vez de a los pulmones.

Verifique el pulso de nuevo después de dar un minuto de respiración de salvamento (aproximadamente 20 soplos). Continúe la respiración de salvamento si el bebé aún tiene pulso pero no respira. Continúe hasta que llegue la ayuda.

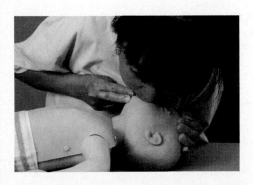

Para dar respiración de salvamento a un bebé, haga un sello con su boca alrededor de la nariz y la boca del bebé.

Dé respiración de salvamento

Ya se ha llamado al número local de emergencias. Si al revisar al bebé, nota que éste no respira...

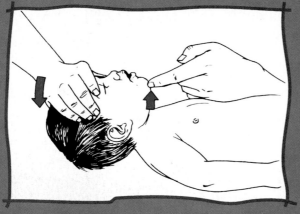

PASO 1

Mantenga la cabeza inclinada hacia atrás.

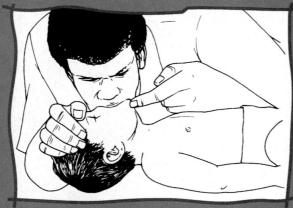

PASO 2

Haga un sello con sus labios alrededor de la boca y la nariz del bebé.

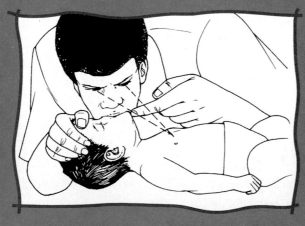

PASO 3

Déle 2 soplos lentamente. Sople hasta que el pecho se eleve ligeramente.

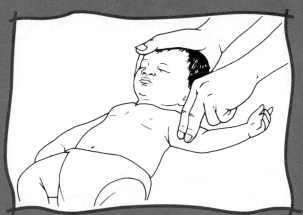

 PASO 4 Verifíquele el pulso.

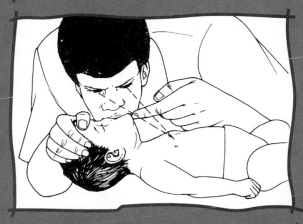

Si el bebé tiene pulso pero no respira ...

 PASO 5 Déle 1 soplo lentamente cada 3 segundos aproximadamente. Haga esto alrededor de 1 minuto (unos 20 soplos).

PASO 6 Verifíquele el pulso y la respiración de nuevo.

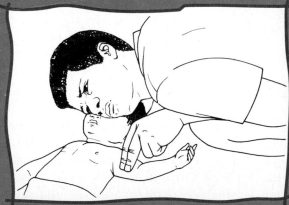

Llame al número local de emergencia si todavía no lo ha hecho. Después continúe dándole respiración de salvamento mientras el bebé tenga pulso pero no respire. Vuelva a verificar el pulso y la respiración periódicamente en intervalos de un minuto aproximadamente.

Síndrome de Muerte Infantil Súbita o Muerte "D de Cuna

Durante los primeros meses, yo permanecía despierta en mi cama durante la noche preguntándome si ella todavía seguía respirando. Uno nunca sabe. No me podía dormir hasta que la revisaba por lo menos una vez". Esta es la forma en la cual una madre describe su primera experiencia de maternidad.

El Síndrome de Muerte Infantil Súbita (SMIS) es la muerte repentina, inesperada e inexplicable de un bebé aparentemente sano. Es la causa principal de mortalidad entre los bebés de un mes a un año de edad. El SMIS también se conoce como "Muerte de Cuna" y es responsable de la muerte de alrededor de 7,000 bebés anualmente.

El SMIS no se puede ni predecir ni prevenir y por lo tanto muchos padres que tienen niños por primera vez se sienten angustiados. Un bebé puede estar durmiendo, dejar de respirar y morirse sin avisar. Los padres y los familiares de las víctimas de SMIS tienen problemas para aceptar este incidente tan traumático. Además de la tensión causada por la pérdida del bebé, los padres muchas veces experimentan sentimientos tremendos de culpabilidad porque piensan que podían haber evitado la muerte de su bebé.

Los investigadores continúan buscando la(s) causa(s) del SMIS. Hasta la fecha se han descubierto varios factores de riesgo, es decir, características que se dan con mayor frecuencia entre las víctimas de SMIS que entre los bebés sanos. Sin embargo, estos factores de riesgo no son causas de SMIS y no se pueden usar para predecir la muerte de un bebé. Por ejemplo, el 95% de las muertes por SMIS ocurren en bebés entre 2 y 4 meses de edad, por lo que el tener esa edad es un factor de riesgo. Otros factores de riesgo incluyen los siguientes: fumar durante el embarazo, quedar embarazada antes de los 20 años, haber dado a luz a varios hijos, nacer con bajo peso y un ritmo de crecimiento lento del bebé durante el embarazo.

La mejor prevención contra el SMIS así como contra otras enfermedades infantiles es la práctica de conductas saludables durante el embarazo. La mujer embarazada debe recibir atención prenatal adecuada, seguir una dieta balanceada, no fumar ni consumir bebidas alcohólicas, hacer ejercicio y descansar lo suficiente.

Datos básicos sobre la muerte de cuna:

- El 90 por ciento de las muertes de cuna ocurren mientras el bebé duerme.
- La muerte de cuna puede suceder entre las 2 semanas y los 18 meses de edad. El 95 por ciento de las muertes ocurren entre los 2 y los 4 meses de edad.
- La mayoría de las muertes de cuna ocurren en otoño e invierno.
- Aproximadamente entre un 30 y un 50 por ciento de las víctimas de muerte de cuna padecían una infección respiratoria o gastrointestinal leve en el momento de la muerte.
- La muerte de cuna tiende a ocurrir más en los niños que en las niñas.

Si desea más información puede llamar al National SIDS Resource Center (703) 821-8955, extensión 249 ó 474.

REFERENCIAS

National SIDS Resource Center (formerly National SIDS Clearinghouse). *Fact Sheet: SIDS Information for the EMT.* McLean, VA 1990.

Department of Health and Human Services, Public Health Service, Health Resources and Services Administration, Maternal and Child Health Bureau. *Information Exchange: Newsletter of the National SIDS Clearinghouse.* IE32, July 1991.

Si el Aire No Entra

Si el pecho del bebé no se eleva cuando usted le da los soplos, la vía aérea probablemente está obstruida. La lengua o un objeto puede ser la causa de la obstrucción. Si el bebé se quedó solo mientras tomaba su biberón, el líquido puede estar obstruyendo la vía aérea.

Usted debe eliminar la obstrucción inmediatamente. Primero, incline de nuevo la cabeza del bebé y levántele la barbilla. Intente darle los soplos nuevamente. Si aún así no entra el aire, debe suponer que algo está obstruyendo la vía aérea y debe intentar sacarlo. Use la misma combinación de golpes en la espalda y compresiones en el pecho que usó para el bebé consciente.

Déle 5 golpes en la espalda entre los omóplatos, mientras sostiene al bebé boca abajo en su antebrazo. Luego sitúe al bebé boca arriba y aplíquele 5 compresiones en el pecho, en el centro del esternón, mientras sostiene al bebé sobre su antebrazo. Después busque el objeto en la boca del bebé. Si puede verlo, sáquelo con su dedo. Después déle 2 soplos para hacer llegar oxígeno a los pulmones del bebé. Continúe con los golpes en la espalda, las compresiones en el pecho y la búsqueda del objeto y los soplos hasta que el bebé tosa y expulse el objeto o empiece a respirar o a toser.

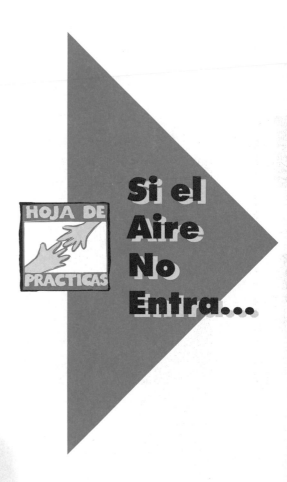

*L*a vía aérea probablemente está obstruida si usted no puede introducirle aire al bebé. Déle 5 golpes en la espalda y 5 compresiones en el pecho.

Las lesiones son uno de los problemas de salud más importantes a nivel nacional. La mayoría de nosotros sufriremos alguna lesión grave a lo largo de nuestras vidas. Tan sólo en los pocos minutos que le toma a usted leer esta información, dos personas habrán muerto y otras 170 habrán sufrido lesiones que las dejarán incapacitadas. Además de causar sufri-miento y dolor, las lesiones alcanzarán un total de $2,700,000 en pérdidas de ingresos salariales, gastos médicos, daños a la propiedad, aseguranzas y otros gastos.

Causas de las lesiones

Las lesiones que causan daño, incapacitación o muerte son debidas a diferentes causas. Por ejemplo, un golpe en el pecho puede quebrar las costillas. Otro ejemplo es el impacto de

La mayoría de nosotros sufriremos una lesión grave en algún momento de nuestra vida.

una bala que atraviesa la piel y el músculo, roza una vena y causa una hemorragia interna grave.

Algunas veces, un golpe puede causar una lesión en otra área del cuerpo distinta a la que recibió el golpe. Esto sucede, por ejemplo, cuando usted se tropieza y cae al suelo con la mano extendida pues la fuerza del golpe viaja por medio de su brazo hasta el hombro causándole una lesión.

El realizar ciertos movimientos con su cuerpo también puede causar lesiones. Aún movimientos tan simples como bajar una acera o estirar el cuerpo para lograr alcanzar algún objeto que esté algo retirado puede causar una lesión. La contracción o encogimiento repentino de un músculo o un grupo de músculos también pueden resultar en lesión. Estos tipos de lesiones a los músculos suceden generalmente durante actividades deportivas, a veces como resultado de no

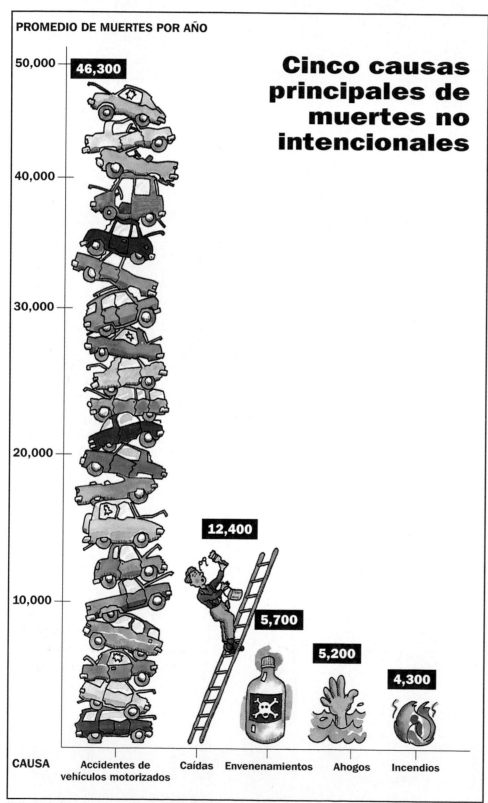

PROMEDIO DE MUERTES POR AÑO

Cinco causas principales de muertes no intencionales

- 50,000 — 46,300
- 40,000
- 30,000
- 20,000
- 10,000 — 12,400
- 5,700
- 5,200
- 4,300

CAUSA Accidentes de vehículos motorizados | Caídas | Envenenamientos | Ahogos | Incendios

National Safety Council. *Accident Facts,* 1991.

haber realizado un buen pre-calentamiento.

Usted también puede resultar lesionado con la energía producida por el calor, por las sustancias químicas o por la radiación y electricidad debido a que todas éstas causan quemaduras. Miles de personas mueren anualmente debido a incendios y quemaduras. Las quemaduras son la quinta causa principal de muertes no intencionales. La mayoría de estas lesiones mortales ocurren en el hogar. Los incendios son responsables del 66 por ciento de todas las muertes debidas a quemaduras. Los líquidos calientes causan el 27 por ciento, y la electricidad causa tan sólo el 1 por ciento de ellas. Las causas más comunes de quemaduras no mortales son las escaldaduras causadas por el contacto con líquidos, comidas o superficies calientes. Cada año, más de un millón de lesiones por quemaduras requieren atención médica y alrededor de 90,000 personas permanecen internadas en hospitales durante un promedio de 12 días debido a quemaduras.

Reduzca su riesgo de lesionarse

¿Qué tiene que ver con usted toda esta información? ¿Cuáles son sus

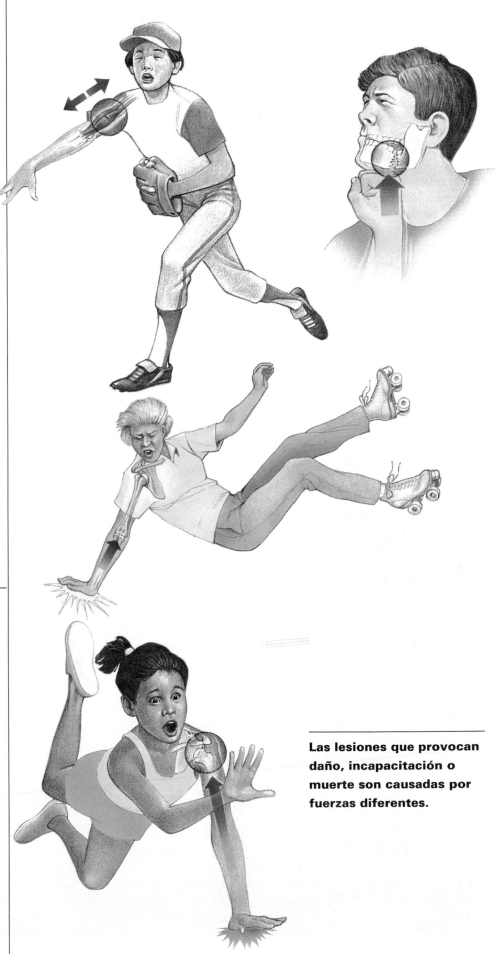

Las lesiones que provocan daño, incapacitación o muerte son causadas por fuerzas diferentes.

Costo total de las lesiones

Costo de los accidentes por clase, 1990

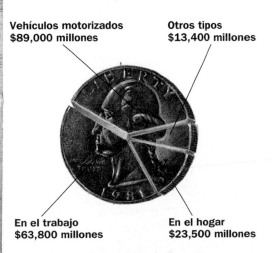

Vehículos motorizados
$89,000 millones

Otros tipos
$13,400 millones

En el trabajo
$63,800 millones

En el hogar
$23,500 millones

Costo Total: $173,800 millones*

*La cifra total incluye $15,900 millones de dólares en gastos adicionales consecuencia de accidentes automovilísticos e incendios laborales.

National Safety Council. *Accident Facts,* 1991.

Las infecciones

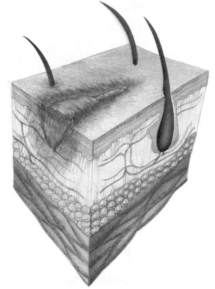

Cuando una lesión rompe la piel, la mejor defensa inicial contra una infección es limpiar el área. Si la herida es leve, hay que lavar el área con agua y jabón, ya que la mayoría de los jabones son efectivos para eliminar las bacterias dañinas. No es necesario lavar las heridas que requieren atención médica, ya que implican un mayor daño a los tejidos o hemorragia, y en estos casos es más importante controlar el sangrado.

Como las heridas infectadas pueden ocasionar problemas médicos serios, es necesario mantener el historial médico de vacunas actualizado. Las vacunas sirven para prevenir ciertas infecciones, como el tétanos que es una enfermedad muy seria. La mejor manera de prevenir el tétanos es vacunarse contra esta enfermedad y después inyectarse una dosis de refuerzo de cada 5 a 10 años. Consulte a su médico siempre que sufra una herida con un objeto sucio, como un clavo oxidado, para saber si necesita una dosis de refuerzo.

En ocasiones, ni la atención más esmerada de una lesión de tejidos blandos es suficiente para prevenir una infección. En general, usted podrá reconocer las primeras señales de una infección, porque el área alrededor de la herida se inflama y enrojece y se siente caliente o palpita de dolor; algunas heridas supuran. Las infecciones graves pueden provocar fiebre y hacer que la persona se sienta enferma; es posible que aparezcan rayas rojas que avanzan desde la herida y en dirección al corazón.

Si usted observa alguna de estas señales, mantenga limpia el área de la herida, sumérjala en agua tibia, levante el área afectada y aplique una pomada con antibiótico, por ejemplo, Neosporín. Cambie los apósitos diariamente. Si hay fiebre o aparecen rayas rojas es que la infección está empeorando. Si la infección continúa o empeora, solicite atención médica.

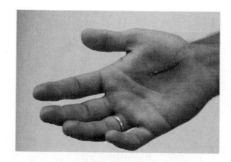

Una herida infectada puede inflamarse o supurar.

Las punciones son generalmente causadas por un objeto puntiagudo, que perfora la piel. Si el objeto se queda incrustado en la herida, se le denomina, objeto encajado. En la mayoría de los casos, no se deberá intentar sacarlo. Una astilla es un ejemplo de un objeto encajado en la piel que puede sacarse fácilmente con pinzas si está sobre la piel.

Las punciones generalmente no sangran mucho, a menos que se haya lastimado un vaso sanguíneo. Un objeto que haya penetrado los tejidos blandos subcutáneos hace que los gérmenes puedan llegar al interior del cuerpo. Estos gérmenes causan infecciones. A veces, éstas infecciones pueden resultar muy graves.

Una infección grave denominada tétanos puede ser producida por una punción o cortada profunda. Todos debemos recibir la vacuna contra el tétanos así como una dosis de refuerzo cada 5 ó 10 años. Cualquier persona que haya sufrido una punción o que se haya cortado con un objeto que pueda estar infectado, como un clavo oxidado, o a quien le haya mordido un animal, deberá consultar a su médico.

TIPOS DE APOSITOS Y VENDAS

Las heridas abiertas necesitan algún tipo de capa protectora, como apósitos y vendas, para controlar el sangrado y prevenir una infección.

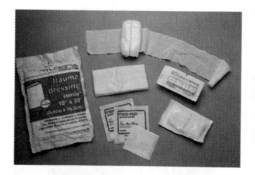

Los apósitos son almohadillas, usualmente hechas de gasa, que se colocan directamente sobre la herida y los hay de varios tamaños. Algunos tienen un tipo de superficie que no se adhiere a la herida.

Usted puede comprarlas en las farmacias y en casi todos los supermercados. También debería disponer de apósitos y vendas de distintos tamaños en su botiquín de primeros auxilios.

Los apósitos son almohadillas, usualmente hechas de gasa, que se colocan directamente sobre la herida para absorber la sangre y protegerla contra los gérmenes. Un apósito debería ser estéril (libre de gérmenes). La mayoría de los apósitos que usted compre están hechos de tejido holgado para permitir que el aire llegue hasta la herida. Esto acelera la curación de la herida. Los apósitos de gasa de algodón de 2 a 4 pulgadas (5 a 10 cm.) son muy comunes. Algunos apósitos tienen un tipo de superficie que no se adhiere a la herida.

Una venda es cualquier material utilizado para envolver o cubrir cualquier parte del cuerpo. Las vendas son usadas a menudo para mantener el apósito en un sitio fijo, para aplicar presión que permita controlar el sangrado, y para sostener algún miembro lesionado del cuerpo.

Las vendas que usted podrá comprar incluyen las pequeñas compresas adhesivas como las "curitas", las vendas triangulares, la venda enrollada, y las compresas de venda que son apósitos de gasa gruesa adheridos a las vendas de gasa. Una venda triangular puede ser doblada y usada para cubrir una herida, o puede ser utilizada para mantener un apósito o una férula en

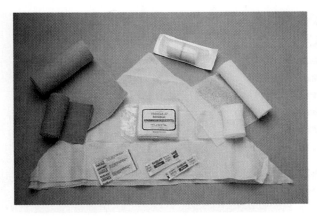

Una venda es cualquier material utilizado para envolver o cubrir cualquier parte del cuerpo. Las vendas son usadas a menudo para mantener el apósito en un sitio fijo. Estas incluyen las pequeñas compresas adhesivas como las "curitas", las vendas triangulares y las vendas enrolladas de gasa o material elástico.

un sitio fijo. También puede abrirse y ser utilizada como cabestrillo para sostener un brazo, un hombro o una mano lesionados. La venda enrollada generalmente está hecha de gasa o de un material similar y las hay de anchos diferentes de 1½ hasta 6 pulgadas (4 a 15 cm.).

Para colocar una venda enrollada, primero eleve el área lesionada para que esté más arriba del nivel del corazón, si es posible, para reducir el flujo de sangre. Antes de comenzar a envolver el área, sujete un extremo de la venda. Después enrolle la venda

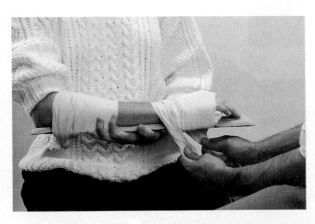

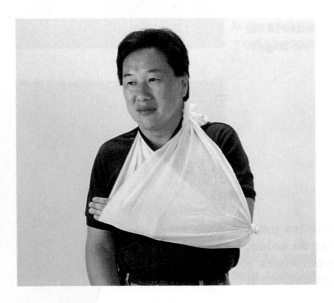

Una venda triangular doblada puede ser utilizada para mantener fija una férula (arriba). También puede abrirse y ser utilizada como cabestrillo para sostener un brazo lesionado (derecha).

La sangre y la transmisión de enfermedades.

La transmisión de enfermedades ocurre cuando las bacterias o los virus de una persona entran en el cuerpo de otra. Si una víctima padece una enfermedad contagiosa y sangra profusamente, existe una gran probabilidad de que la infección se extienda. Si usted entra en contacto con la sangre de la víctima y usted tiene una cortada, un raspón, o una llaga, existe la probabilidad de que la infección entre en su cuerpo. Este contacto directo de sangre con sangre provee una ruta directa para la propagación de una infección.

Cuando usted intente controlar un sangrado, también es importante que intente reducir el riesgo de infección. La puesta en práctica de buenas costumbres de higiene personal, tales como el lavarse las manos antes e inmediatamente después de atender a una víctima, también sirve para reducir el riesgo de transmisión de enfermedades.

Para disminuir su riesgo de infección mientras proporciona atención a alguien, usted debería hacer lo siguiente:

- Evite que la sangre lo salpique.
- Coloque una barrera de protección entre la sangre de la víctima y usted. Esto se logra usando guantes desechables de látex y cubriendo la herida con un apósito o una envoltura de plástico.
- Cubra cualquier cortada, raspón o enfermedad de la piel que usted tenga.
- Lávese las manos inmediatamente después de proporcionar atención, aún cuando haya utilizado guantes. Use la tina de un lavadero o de un lavabo. No use una tina que se utilice para la preparación de alimentos.
- Evite el comer, beber y tocarse la boca, los ojos, o la nariz cuando esté atendiendo a alguien o antes de haberse lavado las manos.
- Evite tocar aquellos objetos que puedan estar contaminados con sangre.
- Evite tocar objetos personales como bolígrafos o peines, mientras proporciona atención o antes de haberse lavado las manos.

Estos pasos son precauciones de seguridad que podrán reducir su riesgo de infección. Siempre proporcione primeros auxilios de manera que tanto usted como la víctima queden protegidos contra el contagio de una infección.

reducir la inflamación. La aplicación de compresas frías ayuda a controlar el dolor y la inflamación. Siempre coloque una capa de tela fina entre la fuente de frío y la piel de la víctima para proteger la piel contra el frío.

Algunas heridas cerradas, sin embargo, pueden ser muy graves. Si una víctima siente un dolor severo o no puede mover algún miembro del cuerpo sin sentir dolor, probablemente padece una lesión grave. Pregúntese a sí mismo si la fuerza que causó la lesión fue lo suficientemente fuerte como para haber causado daños graves. Si piensa que así fue, solicite una ambulancia inmediatamente. La víctima puede tener una hemorragia interna y necesitar atención médica en cuanto antes.

Mientras espera la llegada de la ambulancia, intente que la víctima descanse en la posición más cómoda posi-

SEÑALES DE HEMORRAGIA INTERNA

Areas sensibles, inflamadas, amoratadas o áreas duras del cuerpo, por ejemplo, el abdomen

Pulso débil y rápido

Piel húmeda o fría, o que parece pálida o azulosa

Vomitar o toser sangre

Sed excesiva

Confusión, desmayo, somnolencia o inconsciencia

ble. Evite que la víctima se enfríe o acalore. Consuele y tranquilice a la víctima.

Una herida abierta grande implica daño grave a los tejidos y una hemorragia profusa. Para atender una herida abierta severa, usted debe actuar inmediatamente. *No* pierda el tiempo limpiando la herida. En lugar de ésto, comience a colocar un apósito sobre la herida y a aplicarle presión directa. Si no dispone de un apósito estéril, use cualquier trozo de tela limpio, como por ejemplo una toalla, un pañuelo, una corbata o un calcetín. Si la víctima puede ayudarle, pídale que se aplique presión sobre la herida. Use su mano al descubierto solamente como último recurso. Intente interponer siempre una barrera entre usted y la sangre de la víctima. Tenga un par de guantes desechables a la mano, ya sea en su botiquín de primeros auxilios o en la guantera de su auto.

Después, eleve la herida. De ser posible, eleve el área lesionada por encima del nivel del corazón. Entonces, coloque una venda ajustada sobre los apósitos para mantener presión sobre la herida. Si la hemorragia todavía no se detiene, utilice un punto de presión. Un punto de presión es un lugar determinado del cuerpo donde usted puede apretar la arteria más cercana a la herida contra el hueso. Tal presión puede detener o restringir el flujo de sangre hacia la herida.

Cómo atender una herida abierta grave

Controle el sangrado colocando una capa protectora limpia, como un apósito estéril, sobre la herida y aplíquele presión.

Eleve el área lesionada si cree que no hay huesos rotos.

Coloque una venda ajustada encima del apósito.

Si no puede controlar la hemorragia, presione la arteria más cercana (punto de presión).

Solicite ayuda médica. (Llame al SMU o lleve a la víctima a un centro médico.)

Lávese las manos inmediatamente después de dar atención.

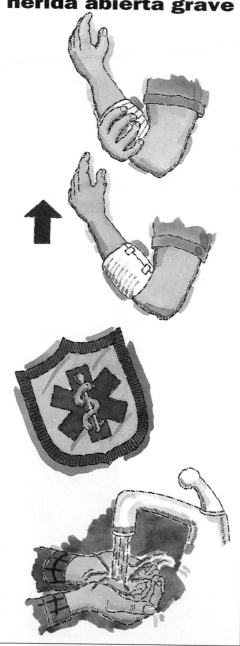

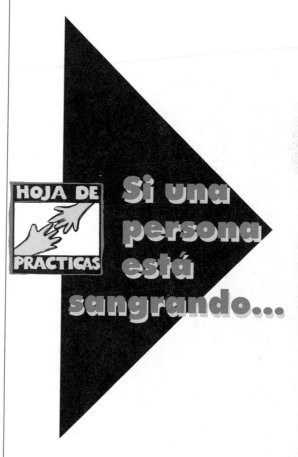

HOJA DE PRACTICAS

Si una persona está sangrando...

Una herida de punción que penetra el pulmón o la cavidad torácica alrededor del pulmón permite que el aire entre y salga de la cavidad.

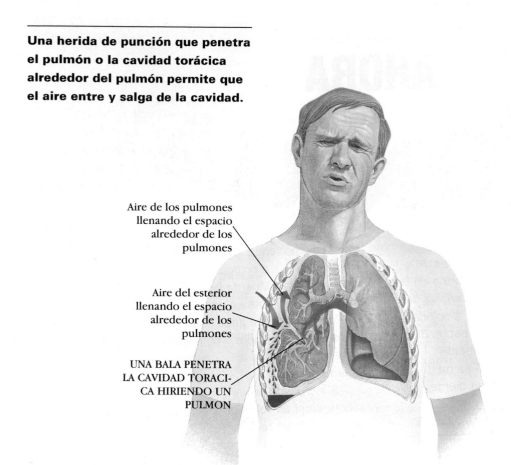

Aire de los pulmones llenando el espacio alrededor de los pulmones

Aire del esterior llenando el espacio alrededor de los pulmones

UNA BALA PENETRA LA CAVIDAD TORACI-CA HIRIENDO UN PULMON

bala. Estas lesiones pueden causar sangrados profusos o dificultar la respiración. Ya que el pecho y el abdomen albergan muchos de los órganos esenciales para el sostenimiento de la vida, cualquier lesión a esta área también puede ocasionar una lesión grave en la columna vertebral. Atienda primero las lesiones que pongan en peligro la vida y después prosiga dando cualquier otra atención que sea necesaria.

El tórax es la parte superior del torso, compuesto de las costillas, el esternón, y la columna vertebral. Este alberga el corazón, los pulmones y los músculos que controlan la acción respiratoria. Una herida de punción al tórax puede ser tanto leve como mortal. Las heridas causadas por arma blanca o por un disparo de bala son ejemplos de heridas por punción.

Una punción con fuerza en el tórax puede penetrar la caja torácica. Esto permite que el aire entre y salga libremente por medio de la herida en el pecho e impide que los pulmones funcionen adecuadamente. Cada vez que la víctima inhale, usted podrá escuchar un sonido de succión que proviene de la herida. Esta es una de las principales señales de una lesión de perforación en el pecho y es conocida como herida de succión en el tórax. La penetración del objeto también puede dañar las estructuras ubicadas en el interior del pecho como los pulmones, el corazón, las arterias principales o las venas.

La mayoría de las lesiones en el pecho y el abdomen se tratan sólo de cortadas menores, raspones, y moretones. Algunas veces, también se dan lesiones más graves, como las originadas en accidentes automovilísticos, caídas, heridas por arma blanca o de

Un apósito especial con un borde suelto evita que el aire entre por medio de la herida al inhalar y permite que el aire pueda salir durante la exhalación.

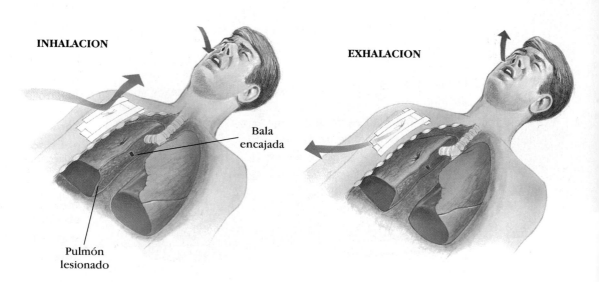

INHALACION

Bala encajada

Pulmón lesionado

EXHALACION

Si no se le atiende, el estado de la víctima empeorará rápidamente. Uno o ambos pulmones dejarán de funcionar adecuadamente y a la víctima le será más difícil respirar. Su preocupación primordial será ocuparse del problema de la respiración de la víctima.

Para atender una herida de succión en el tórax, cubra la herida con un tipo de apósito estéril especial que no permita la salida del aire. Una bolsa de plástico, un guante de látex, o un trozo de papel plástico o de aluminio doblado varias veces y puesto sobre la herida también servirán si no se tiene a mano este tipo de apósito estéril especial. Fije el apósito con tela adhesiva por todos menos un borde que deberá quedar suelto para permitir que el aire pueda salir durante la exhalación. Si no tiene ninguno de los materiales mencionados anteriormente, use un trozo de tela doblado. Brinde cualquier otra atención que sea necesaria.

El abdomen es el área blanda del estómago que está por debajo del pecho. Debido a que el abdomen no está protegido por ningún hueso, es muy fácil lesionarlo. Un golpe dado con fuerza en el abdomen o una caída desde un sitio alto pueden causar una hemorragia interna. Si usted sospecha la existencia de hemorragia interna, mantenga a la víctima tendida boca arriba y observe si hay señales de estado de shock. La víctima puede estar más cómoda si se le doblan las rodillas ligeramente. Una manta doblada o una almohada colocada debajo de las rodillas pueden servirle para mantener las piernas en esta posición. Si la víctima siente dolor al moverle las piernas, permita que ésta continúe tendida boca arriba.

A veces, un golpe fuerte o una herida de perforación en el abdomen pueden hacer que algunos órganos queden expuestos o protuidos. En tal caso, sitúe a la víctima boca arriba cuidadosamente. No ejerza presión alguna contra los órganos, tampoco intente volver a colocarlos en su lugar. Quite la ropa que esté alrededor de la herida y coloque ligeramente sobre ésta apósitos estériles húmedos o un trozo de tela limpio. Use agua templada de la llave para humedecer los apósitos.

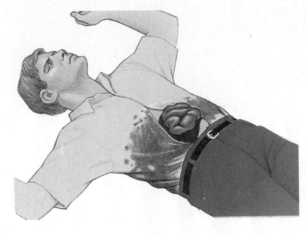

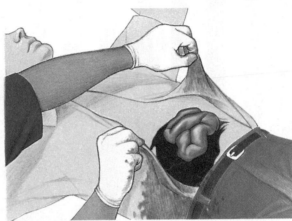

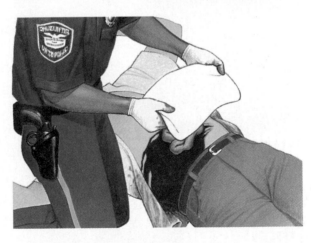

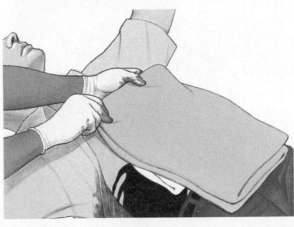

Las heridas que atraviesan el abdomen pueden causar la expulsión de órganos a través de la herida. Quite con cuidado la ropa alrededor de la herida. Cúbrale los órganos con un apósito húmedo y estéril, y sobre éste coloque un trozo de plástico. Utilice una toalla u otra tela para cubrir el apósito y así mantener los órganos calientes.

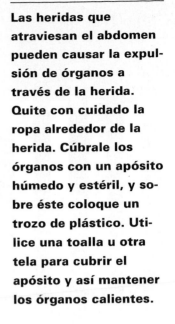

Una quemadura grave puede poner en peligro la vida y requiere atención médica inmediatamente.

La gravedad de la quemadura depende de la temperatura del medio que la causó y la duración de exposición a ésta por parte de la víctima. La gravedad de la quemadura también está determinada por la ubicación (de la quemadura) en el cuerpo, el tamaño de la quemadura, así como la edad y el estado físico de la víctima.

Las quemaduras pueden ser descritas por su causa—calor, electricidad, sustancias químicas o radiación—o por su profundidad. Cuanto más profunda sea la quemadura, más grave será.

Una quemadura que afecta solamente la capa superficial de la piel es de las menos graves. La piel se enrojece, se seca y la quemadura causa dolor. Este tipo de quemadura, por lo general, tarda 5 ó 6 días en curarse.

Las quemaduras más profundas también tienen un aspecto enrojecido. Una de sus características son las ampollas que pueden reventarse y secretar un líquido transparente. La piel quemada puede tener erupciones. Estas quemaduras generalmente son dolorosas y el área se inflama.

Otras quemaduras más severas destruyen todas las capas de la piel así como los tejidos inferiores. También pueden destruir los huesos. Estas quemaduras tienen un aspecto marrón o ennegrecido. Los tejidos inferiores pueden tener un color blanco. Estas quemaduras, sorprendentemente, pueden no causar dolor ya que las terminaciones nerviosas han sido destrozadas. Este tipo de quemaduras es muy grave.

Las Quemaduras Críticas Son

Quemaduras que dificultan la respiración

Quemaduras que cubren más de una parte del cuerpo

Quemaduras en la cabeza, cuello, manos, pies o genitales

Quemaduras en un niño o persona anciana (excepto aquéllas que sean muy leves)

Quemaduras causadas por sustancias químicas, explosiones o electricidad

Una quemadura grave necesita atención médica lo antes posible. Las quemaduras graves pueden ser mortales. A veces no es posible determinar la gravedad de una quemadura justo después de ocurrir. Solicite una ambulancia inmediatamente si la víctima: no puede respirar bien; tiene quemaduras en más de una parte del cuerpo; tiene quemaduras en la cabeza, el cuello, la espalda, las manos, los pies o los genitales; o si tiene quemaduras causadas por sustancias químicas, explosiones o electricidad.

Las quemaduras causadas por las llamas o grasa caliente, por lo general, precisan atención médica especializada; sobre todo si la víctima se trata de un niño o de un anciano. Las quemaduras causadas por líquidos calientes o llamas que entran en contacto con la ropa también pueden ser graves, ya que la ropa mantiene el calor en contacto con la piel. Algunas telas incluso se derriten y se adhieren a la piel. Todas estas quemaduras pueden parecer ser leves al principio, pero pueden empeorar.

CUIDADO DE LAS QUEMADERAS

Para atender una quemadura siga los pasos siguientes. Primero, elimine la causa de la quemadura. Por ejemplo, quizás usted tenga que apagar las llamas que hayan alcanzado la ropa. Después, use agua para enfriar la zona de la quemadura. No use hielo a menos que la quemadura sea muy leve, como la sufrida en un dedo por el contacto con una estufa caliente.

Después de enfriar el área quemada durante varios minutos, cubra la quemadura con apósitos secos y limpios para evitar que se infecte. Aplíquele una venda floja (no muy apretada)—no aplique presión contra la quemadura. No unte ningún tipo de pomada a menos que se trate de una quemadura muy leve ya que las pomadas pueden encerrar el calor y no suelen servir para aliviar el dolor. Tampoco use remedios caseros; éstos pueden causar infecciones. No reviente las ampollas, ya que el mantener la piel intacta ayuda a prevenir las infecciones.

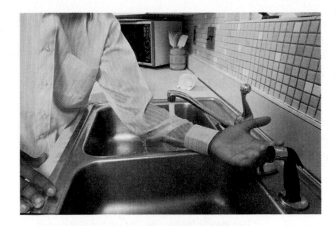

Para atendar una que madura, primero elimi ne la causa de la que madura.

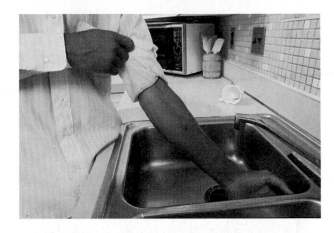

Enfríe el área quemada con grandes cantidades de agua fresca.

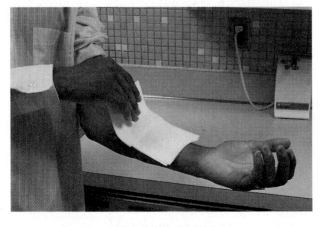

Luego cubra la quemadura con apósitos secos y limpios para evitar que se infecte.

Para quemaduras leves y quemaduras con ampollas reventadas que no sean lo suficientemente serias como para necesitar atención médica, lave el área con agua y jabón. Manténgalas limpias y únteles una pomada antibiótica, como la denominada Neosporin. Observe si hay señales de infección.

Coloque a una víctima con quemaduras graves boca arriba siempre que ésta pueda respirar bien. De lo contrario, ayúdele a encontrar la posición que le resulte lo más cómoda posible. Eleve el área de la quemadura por encima del nivel del corazón, si es posible. Las víctimas de quemaduras sienten frío fácilmente, por lo que es necesario resguardarlas de las corrientes de aire.

(Continúa en la página 161.)

recreo. Son dolorosas y hacen la vida más difícil. Una persona puede caerse y sufrir una contusión en los músculos de una pierna; lo que le causará dolor al caminar. Un equipo de maquinaria puede caerle encima a un trabajador y quebrarle algunos huesos. Una persona que se aferra con una mano al tablero de un auto durante un choque puede lesionarse los huesos del hombro e incapacitarse el brazo. Un esquiador puede caerse y torcerse una pierna, desgarrando músculos que le impedirán poder ponerse de pie o moverse.

Las lesiones como las anteriores casi siempre son dolorosas pero rara-mente son mortales. Pero si no son reconocidas y atendidas, pueden causar problemas serios e incluso dejar incapacitada a la víctima.

El esqueleto humano está compuesto por huesos y músculos y los tendones y ligamentos que los conectan. Juntos, éstos dan forma y equilibrio al cuerpo. La conexión de huesos y músculos forman las diversas partes del cuerpo. Estos funcionan juntos para hacer posibles los movimientos del cuerpo.

Los músculos son tejidos blandos. El cuerpo consta de más de 600 músculos, la mayoría de ellos están conectados a los huesos por tejidos re-sistentes denominados tendones. A diferencia de otros tejidos blandos, los músculos pueden acortarse y alargarse—contraerse y relajarse. Esta contracción y relajación es lo que permite que el cuerpo se mueva. El cerebro dirige la acción de los músculos a través de la médula espinal, un conjunto de nervios ubicado en la columna vertebral. Pequeños estímulos de electricidad denominados impulsos eléctricos son llevados a través de los nervios hasta los músculos. Esto hace que los músculos se contraigan. Cuando los músculos se contraen, éstos tiran de los huesos, causando movimiento en las articulaciones.

LOS HUESOS

Más de 200 huesos de varios tamaños y formas dan forma al esqueleto. Este último protege muchos de los órganos internos del cuerpo.

VISTA ANTERIOR

Cráneo
Mandíbula
Clavícula
Escápula (omóplato)
Esternón
Húmero
Costillas
Huesos del Carpo
Radio
Huesos del Metacarpo
Cúbito
Falanges
Sacro
Cóccix
Fémur
Rótula
Peroné
Tibia
Huesos del Tarso
Huesos del Metatarso
Falanges

VISTA POSTERIOR

Columna Vertebral
Pelvis

Las lesiones al cerebro, la médula espinal, o los nervios, pueden afectar el control muscular. Cuando los nervios pierden su control sobre los músculos, ésto se conoce como parálisis. Cuando un músculo se lesiona otro músculo cercano al primero, a menudo, lleva a cabo la función del músculo lesionado.

Aproximadamente unos 200 huesos de varios tamaños y formas componen el esqueleto. Este protege muchos de los órganos internos del cuerpo. Los huesos del esqueleto son duros y densos, y debido a su fuerza y rigidez, no se lesionan fácilmente. Estos cuentan con un rico suministro de

(Continúa en la página 169.)

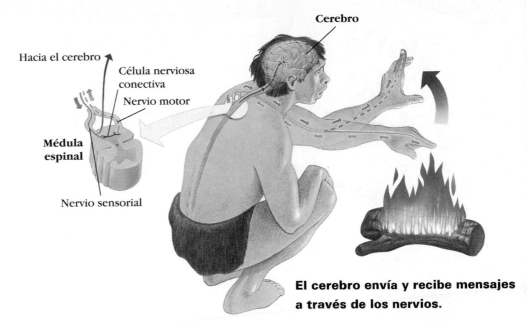

El cerebro envía y recibe mensajes a través de los nervios.

LOS MUSCULOS

El cuerpo consta de más de 600 músculos, la mayoría de ellos están conectados a los huesos por tejidos resistentes denominados tendones. La contracción y el relajamiento de los músculos permiten que el cuerpo se mueva.

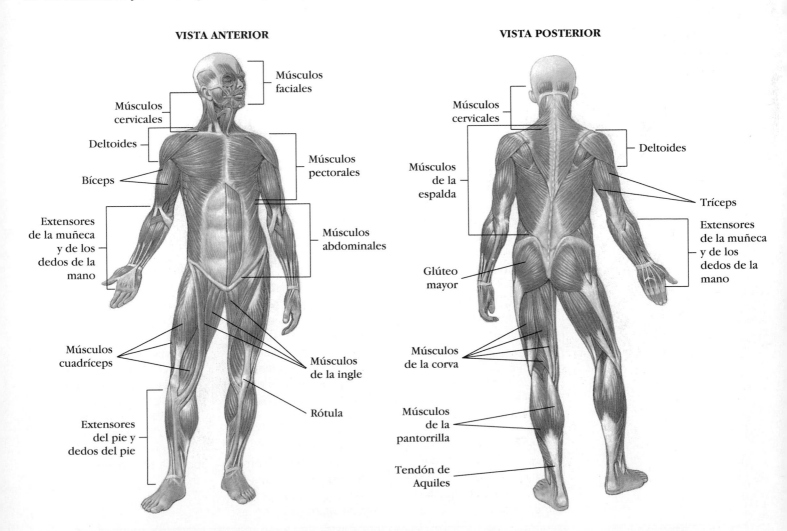

VISTA ANTERIOR

VISTA POSTERIOR

El Punto de Fractura

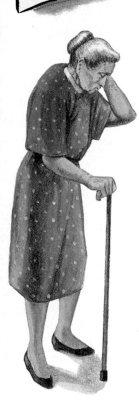

La osteoporosis es un trastorno de los huesos que generalmente se descubre cuando las personas llegan a una edad mayor de los 60 años. Afecta al 30 por ciento de las personas mayores de 65 años. Una de cada cuatro mujeres estadounidenses tiene este padecimiento que ocurre con menor frecuencia en los hombres. Las mujeres de piel blanca descendientes de personas originarias del norte de Europa, las Islas Británicas, Japón o China tienen mayor probabilidad de desarrollar osteoporosis. Las personas inactivas también son más susceptibles a ella.

La osteoporosis ocurre cuando disminuye el contenido de calcio de los huesos. Los huesos normales son tejidos duros y densos que soportan grandes presiones. El calcio es crucial para el crecimiento, desarrollo y reparación de los huesos. Cuando disminuye el contenido de calcio de los huesos, éstos se vuelven frágiles y menos densos. Entonces, disminuye la capacidad de los huesos para reparar el daño normal que sufren. Esto hace que los huesos, especialmente los de las caderas,

espalda y muñecas, estén más propensos a fracturarse. Estas fracturas pueden ocurrir incluso con muy poca fuerza y algunas ocurren incluso sin ninguna fuerza. La víctima puede estar caminando o lavando platos cuando ocurre la fractura.

La osteoporosis puede comenzar desde la edad de 30 años. La cantidad de calcio que el cuerpo absorbe de la dieta diaria disminuye con la edad, por lo que el consumo de calcio se vuelve muy importante con los años.

La osteoporosis se previene desarrollando huesos fuertes antes de los 35 años. El calcio y el ejercicio son necesarios para el desarrollo de los huesos. Unas tres o cuatro porciones al día de productos lácteos bajos en grasa proporcionan suficiente calcio. La vitamina D también es necesaria para absorber calcio. La exposición al sol permite al cuerpo producir vitamina D. Las personas de piel oscura y los ancianos necesitan exponerse más al sol. Las personas que no se exponen lo suficiente al sol deben comer alimentos ricos en vitamina D. Las mejores fuentes de vitamina D son la

leche enriquecida con vitaminas y el pescado graso, como el atún, el salmón y la anguila.

Las personas que no consumen suficiente calcio pueden obtener suplementos de calcio. Algunos se consiguen en combinación con vitamina D. Sin embargo, antes de tomar un suplemento de calcio consulte a su médico. Muchos suplementos de calcio que son sumamente anunciados pueden no ser efectivos porque no se disuelven en el cuerpo.

El ejercicio parece aumentar la densidad ósea y la actividad de las células que forman los huesos. El ejercicio regular puede reducir la tasa de pérdida ósea, promoviendo la formación de hueso nuevo. También puede estimular la autorreparación del sistema esquelético. Un programa de ejercicios efectivo, como aeróbicos, el correr o caminar, ejercitan los músculos de las piernas que sostienen el peso.

Consulte a su médico si tiene alguna pregunta sobre su salud y la osteoporosis. Cuide sus huesos y no permita que la osteoporosis se apodere de usted.

sangre y nervios. Las lesiones en los huesos pueden sangrar y suelen ser dolorosas. Si la lesión no es atendida, el sangrado puede poner en peligro la vida de una persona. Además, los huesos se debilitan con la edad. Los huesos de los niños son más flexibles que los huesos de los adultos; por lo tanto, los huesos de los primeros se quiebran con menos frecuencia. Los huesos de los ancianos son más quebradizos y, a menudo, se quiebran fácilmente de manera sorprendente. Esta debilitación progresiva de los huesos se conoce con el nombre de osteoporosis.

Una articulación está formada por la unión de los extremos de uno o más huesos en un punto determinado. La mayoría de las articulaciones permiten que el cuerpo se mueva en ese determinado punto. Los huesos localizados en la articulación están sujetos por bandas fuertes y resistentes denominadas ligamentos. Todas las articulaciones cuentan con un cierto rango de movimiento, es decir, un área en que se pueden mover sin ejercer demasiada tensión o esfuerzo. Cuando las articulaciones se ven forzadas más allá de este rango de movimiento, los ligamentos se estiran y se desgarran.

Los cuatro tipos de lesiones a los músculos, huesos y las articulaciones son las fracturas, las luxaciones, los esguinces y las distensiones. Estas suelen ocurrir de varias formas. Una fractura ocurre cuando un hueso se quiebra, se agrieta o se astilla. Puede causarla

Las fracturas incluyen huesos astillados, agrietados o completamente rotos.

una caída, un golpe y, a veces, un movimiento de torsión.

Las fracturas se clasifican como abiertas o cerradas. Es decir, una fractura abierta implica la presencia de una herida abierta. Esto ocurre cuando un brazo o una pierna se dobla de tal manera que el hueso termina perforando la piel. Un objeto que perfora la piel, como puede serlo una bala que

quiebra un hueso, también puede causar una fractura abierta. Cuando se trata de una fractura cerrada, la piel sigue ilesa. Las fracturas abiertas son las más peligrosas; éstas conllevan el riesgo de contagio y de sangrado profuso. Por lo general, las fracturas pueden poner en peligro la vida solamente si ocurren en los huesos grandes como en el muslo, abren una arteria, o afectan la respiración. Ya que usted no siempre podrá determinar si una persona sufre una fractura, deberá tomar en cuenta la causa de la lesión. Una caída desde un sitio alto o un accidente automovilístico pueden ser la indicación de que posiblemente haya una fractura.

Las luxaciones generalmente son más obvias que las fracturas. Una luxación se observa cuando un hueso se ha desplazado de su lugar normal. Este desplazamiento es causado, generalmente, por una fuerza violenta que desgarra los ligamentos que mantienen los huesos en su sitio. Cuando un hueso se sale de su sitio, la articulación deja de funcionar. El hueso desplazado a menudo forma un

Una articulación típica consiste de dos o más huesos unidos por ligamentos.

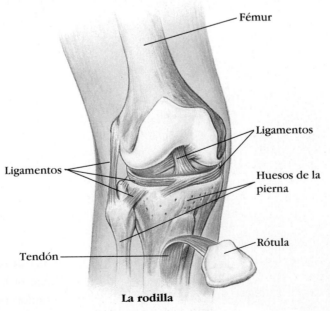

Fémur

Ligamentos

Ligamentos

Huesos de la pierna

Tendón

Rótula

La rodilla

chichón, una prominencia, o una depresión, que normalmente no está presente.

Un esguince ocurre cuando los músculos y los tendones de una articulación se desgarran. Los esguinces leves pueden causar inflamación pero generalmente se curan rápidamente. Es posible que la víctima no sienta mucho dolor y continúe sus actividades pronto. Sin embargo, si una víctima ignora las señales de inflamación y dolor y reanuda sus actividades demasiado pronto, la articulación no se recuperará del todo y seguirá siendo débil. Existe la probabilidad de que se vuelva a lesionar, sólo que esta vez el daño será peor. Un esguince serio puede incluir una fractura o luxación de los huesos de la articulación. Las articulaciones que se lastiman con más facilidad son las que se encuentran en el tobillo, la rodilla, la muñeca y los dedos.

Una distensión muscular ocurre cuando los músculos o tendones se estiran y se desgarran. Las distensiones a menudo son causadas al levantar algo pesado o al forzar demasiado un músculo. Generalmente afectan a los músculos del cuello, la espalda, los muslos o la parte posterior de la pierna (la pantorrilla). Algunas distensiones

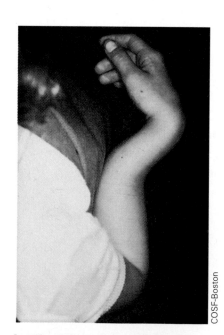

Una luxación ocurre cuando un hueso se desplaza de su lugar normal dentro de la articulación.

pueden volver a ocurrir, sobre todo las que ocurren en el cuello o la espalda.

¿Cómo puede usted determinar el nivel de gravedad de una lesión en un músculo, hueso o articulación? A menudo ésto no es posible. A veces se necesita una radiografía para poder determinar la magnitud de una lesión. Algunas señales, sin embargo, pueden

darle indicios en cuanto a la magnitud de la lesión.

Una de las señales más comunes es el dolor. Se puede sentir dolor al tocar o mover el área lesionada. El área puede estar torcida o doblada de forma extraña. Puede que hayan chichones, prominencias o depresiones.

(Continúa en la página 172.)

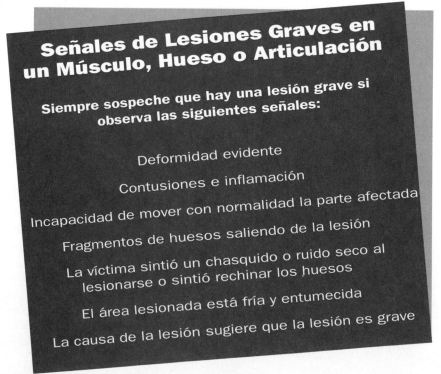

Señales de Lesiones Graves en un Músculo, Hueso o Articulación

Siempre sospeche que hay una lesión grave si observa las siguientes señales:

Deformidad evidente

Contusiones e inflamación

Incapacidad de mover con normalidad la parte afectada

Fragmentos de huesos saliendo de la lesión

La víctima sintió un chasquido o ruido seco al lesionarse o sintió rechinar los huesos

El área lesionada está fría y entumecida

La causa de la lesión sugiere que la lesión es grave

Los huesos o articulaciones lesionadas gravemente pueden parecer deformes.

COSF-Boston

Es difícil distinguir si una lesión es un esguince o una distensión. Un esguince ocurre cuando un ligamento se estira o desgarra parcial o totalmente. El ligamento es una banda especial de tejido blando que mantiene juntos los huesos en una articulación. Una distensión muscular ocurre cuando los músculos o los tendones se estiran o desgarran. Los tendones son fibras muy fuertes que insertan los músculos a los huesos. En resumen, las lesiones en las articulaciones son normalmente esguinces. Las lesiones al tejido blando entre las articulaciones, o sea los músculos y tendones, son distensiones musculares.

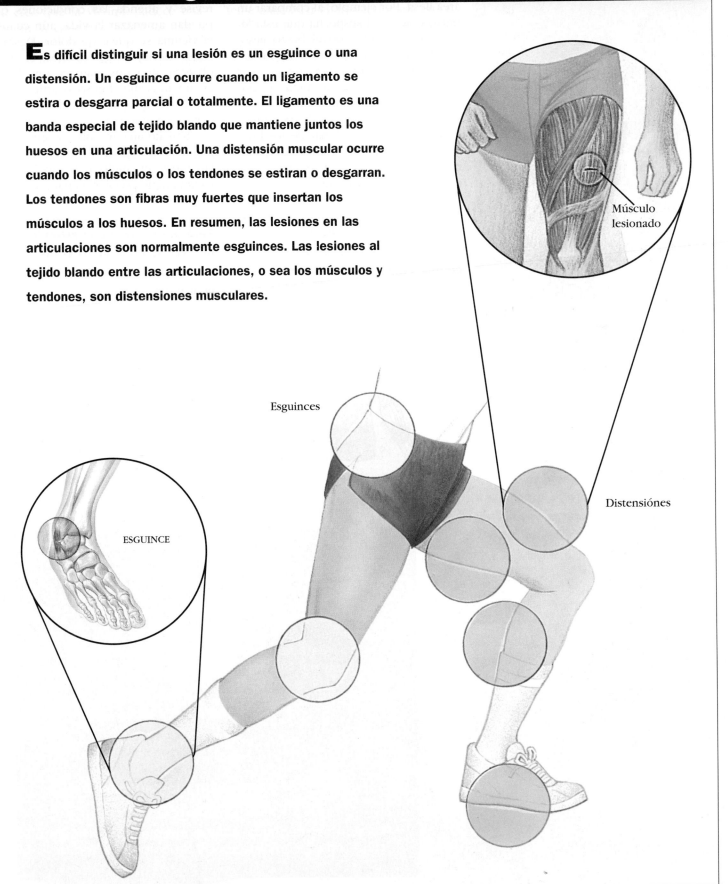

Músculo lesionado

Esguinces

ESGUINCE

Distensiónes

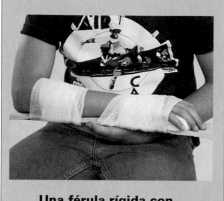

Una férula rígida con almohadillas se puede usar para un antebrazo lesionado.

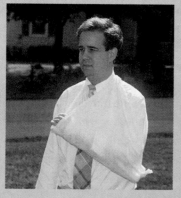

Usted puede hacer una férula blanda usando mantas dobladas, toallas, o almohadas. Una férula blanda también puede hacerse con una venda triangular. Un cabestrillo, otra clase de férula blanda, consiste de una venda triangular atada de forma que sostenga un brazo, una muñeca, o una mano lesionados. También puede usar férulas rígidas como una tabla, revistas y periódicos doblados y tiras de metal para inmovilizar la lesión.

Recuerde que el propósito del entablillado es evitar que el área lesionada se mueva. Si una víctima con una pierna lesionada está sentada o tendida boca arriba en el suelo, de forma que la pierna quede estirada sobre el suelo, el suelo le servirá de férula.

Después de que haya entablillado el área lesionada, aplíquele hielo y manténgala elevada. Evite que la víctima sienta frío o demasiado calor y trate de tranquilizarla. Para algunas lesiones, como un dedo fracturado, no es preciso solicitar una ambulancia pero sí se necesita atención médica. Cuando traslade a la víctima, haga que otra persona conduzca, si es posible, para que usted pueda continuar vigilando a la víctima y atendiéndola según sea necesario.

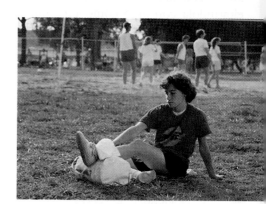

La atención general de las lesiones músculo-esqueléticas es similar. Recuerde: reposar, aplicar hielo y mantener elevada el área.

Las tablas, los periódicos doblados y las revistas se pueden usar como férulas rígidas.

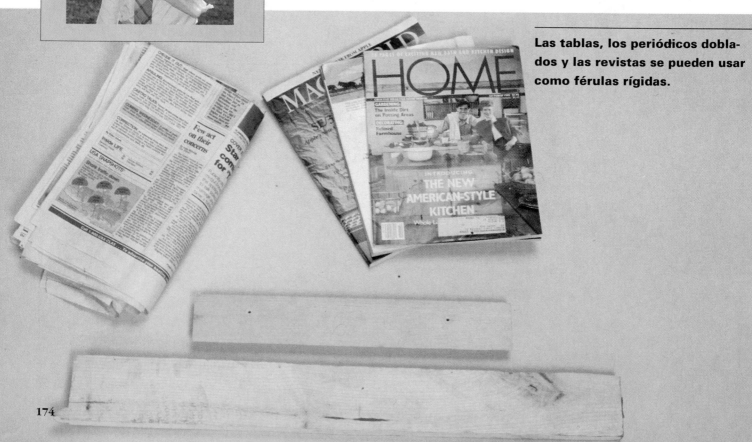

Esguinces y distensiones

La primavera es la estación de las flores, los árboles, las distensiones y los esguinces. Tan pronto como los "atletas de sillón" salen de su hibernación para convertirse en héroes de ciudad, las clínicas de urgencias registran un aumento de esguinces en los tobillos, rodillas torcidas y espaldas distendidas. ¿Qué debe hacer usted si se resbala durante el primer juego de la temporada de softbol y acaba lesionándose? ¿Debe aplicar calor o frío?

La respuesta es ambos. Primero frío y después calor. ¡No importa si se trata de una distensión muscular o de un esguince!

Cuando una persona se tuerce un tobillo o distiende la espalda, los tejidos que están bajo la piel se lastiman. La sangre y los fluidos se filtran a través de los vasos sanguíneos desgarrados y ocasionan inflamación en el área de la lesión. Es posible controlar el sangrado interno y reducir el dolor manteniendo fría el área lesionada. El frío constriñe los vasos sanguíneos, limitando la cantidad de sangre y líquidos que se filtran hacia afuera y también reduce los espasmos musculares y adormece las terminaciones nerviosas. El hielo debe aplicarse a la lesión periódicamente durante las primeras 72 horas o hasta que desaparezca la inflamación.

Después aplique calor. El calor acelera las reacciones químicas necesarias para reparar el tejido. Los glóbulos blancos se movilizan para eliminar las infecciones del cuerpo y otras células empiezan el proceso de reparación. Todo esto contribuye a la cicatrización adecuada de la lesión. Siempre que no esté seguro sobre si aplicar frío o calor, aplique frío hasta consultar a su médico.

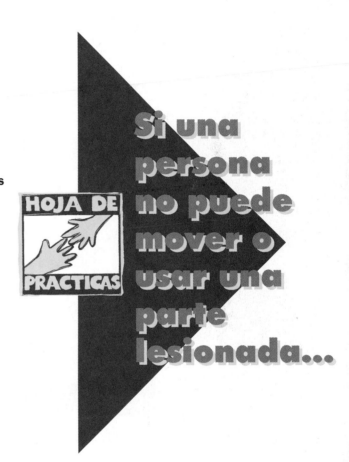

Si una persona no puede mover o usar una parte lesionada...

HOJA DE PRACTICAS

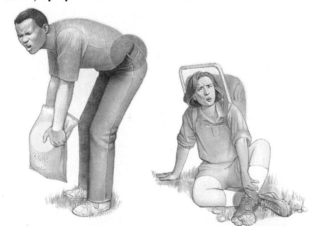

Esguince   Distensión

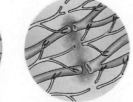

Una lesión daña los vasos sanguíneos y ocasiona sangrado interno en el área lesionada. La lesión irrita las terminaciones nerviosas y produce dolor.

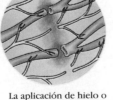

La aplicación de hielo o una compresa fría constriñe los vasos sanguíneos y reduce el sangrado interno que ocasiona la inflamación de la lesión. El frío adormece las terminaciones nerviosas y alivia el dolor.

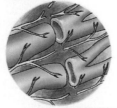

La aplicación de calor dilata los vasos sanguíneos y aumenta el flujo sanguíneo al área lesionada. Las terminaciones nerviosas se vuelven más sensibles con el calor.

Aplique una férula anatómica

PASO 1

Sostenga el área lesionada por ambos lados del sitio de la lesión.

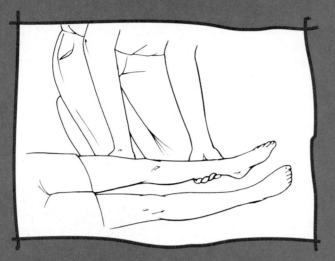

PASO 2

Verifique si hay sensibilidad, la temperatura y la coloración de la piel.

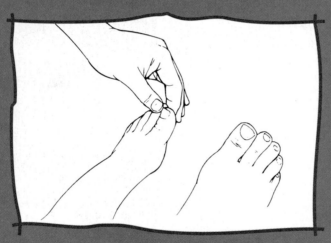

PASO 3

Coloque varias vendas triangulares dobladas a ambos lados del área lesionada.

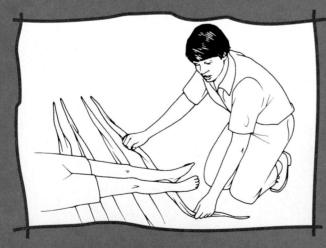

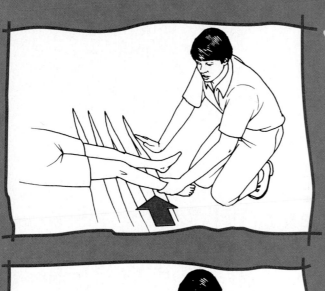

PASO 4

Coloque la parte no lesionada junto a la que sí lo está.

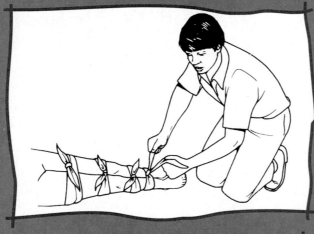

PASO 5

Ate las vendas triangulares firmemente.

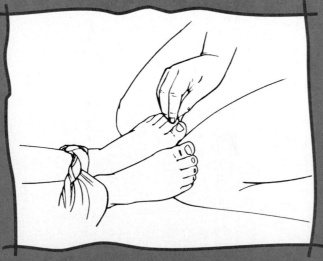

PASO 6

Vuelva a comprobar si hay sensibilidad, la temperatura y la coloración de la piel.

Aplique una férula blanda

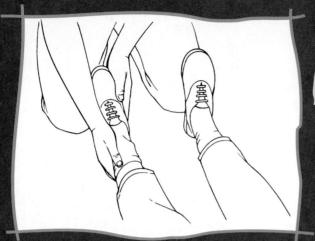

PASO 1

Sostenga el área lesionada por ambos lados del sitio de la lesión.

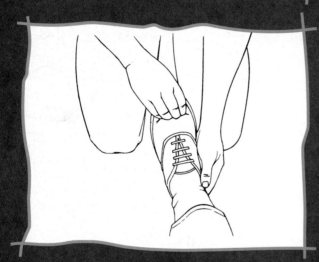

PASO 2

Verifique si hay sensibilidad, la temperatura y la coloración de la piel.

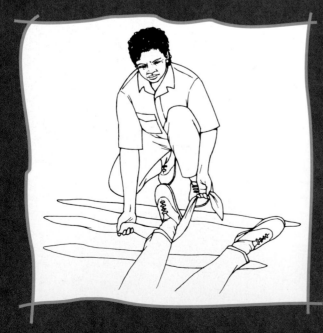

PASO 3

Coloque varias vendas triangulares dobladas a ambos lados del área lesionada.

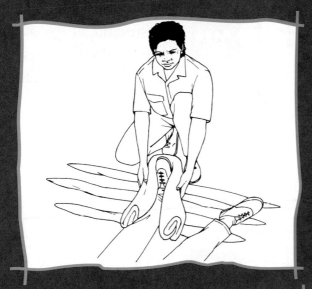

Coloque suavemente un objeto blando (una manta doblada o una almohada) alrededor del área lesionada.

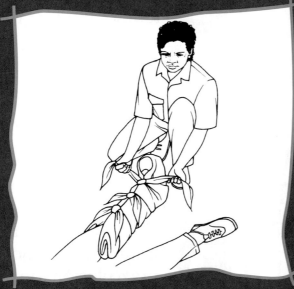

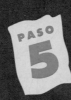

Ate las vendas triangulares firmemente.

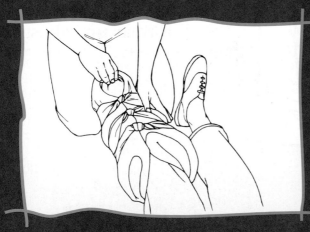

Vuelva a verificar si hay sensibilidad, la temperatura y la coloración de la piel.

Si los calcetines o los zapatos le impiden examinar la temperatura y el color de la piel, limítese a comprobar si hay sensibilidad.

SITUACIONES ESPECIALES

A pesar de que las lesiones en la cabeza y la columna vertebral constituyen solamente una pequeña fracción del total de todas las lesiones, éstas son responsables de más de la mitad de las muertes. Cada año, más de 2 millones de estadounidenses sufren una lesión en la cabeza o en la columna vertebral. La mayoría de las víctimas son varones entre 15 y 30 años de edad. Los choques de vehículos motorizados causan cerca de la mitad de todas las lesiones en la cabeza y la columna vertebral. Las caídas, los accidentes deportivos, y los actos de violencia constituyen las demás causas.

Las lesiones en la cabeza o la columna vertebral pueden causar parálisis, problemas de habla, amnesia, u otras condiciones incapacitantes. Estas lesiones pueden dañar los tejidos óseos y los tejidos blandos, incluyendo el cerebro y la médula espinal. Ya que, en general, solamente las radiografías pueden mostrar la magnitud de una lesión en la cabeza o en la columna vertebral, usted debería atender este tipo de lesión como si fuese grave.

Una lesión cerebral puede causar sangrado interno. La sangre puede acumularse y la presión que ésta ejerza puede causar más daño. La primera señal, y la de mayor importancia, con respecto a una lesión cerebral es cualquier cambio en el nivel del estado de conciencia de la víctima. Esta puede sentirse somnolienta o confusa o puede incluso perder el conocimiento.

La columna vertebral es una columna fuerte y flexible compuesta por huesos pequeños (vértebras) que sostienen a la cabeza y el tronco. La médula espinal atraviesa los pequeños orificios que están en las vértebras. Las vértebras están separadas unas de otras por cojines de cartílago denominados discos. Los nervios que tienen su origen en el cerebro forman ramas que llegan a las diversas partes del cuerpo a través de pequeñas aperturas en las vértebras. Las lesiones en la columna vertebral pueden fracturar las vértebras

(Continúa en la página 187.)

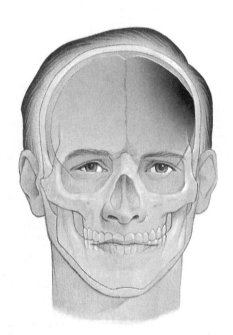

Las lesiones en la cabeza pueden reventar los vasos sanguíneos del cerebro. A medida que la sangre se acumula dentro del cráneo, aumenta la presión dentro de éste y puede causar una lesión cerebral.

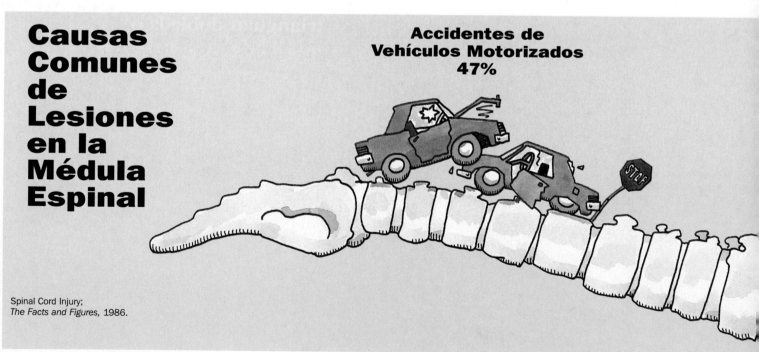

Causas Comunes de Lesiones en la Médula Espinal

Accidentes de Vehículos Motorizados 47%

Spinal Cord Injury;
The Facts and Figures, 1986.

CUANDO SOSPECHAR QUE HAY UNA LESION EN LA CABEZA O EN LA COLUMNA VERTEBRAL

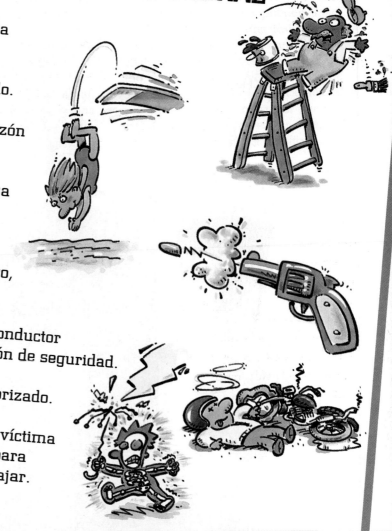

Una caída desde una altura mayor que la estatura de la víctima.

Cualquier accidente al echarse un clavado.

Una persona que está inconsciente sin razón aparente.

Una lesión causada por una fuerza contusa severa en la cabeza o el tronco, como por ejemplo, un golpe de un automóvil.

Una lesión que penetra la cabeza o el tronco, como por ejemplo, una herida de bala.

Un accidente automovilístico en el cual el conductor o los pasajeros no llevaban puesto el cinturón de seguridad.

Una persona expulsada de un vehículo motorizado.

Cualquier accidente en el cual el casco de la víctima se ha roto, ya sea un casco de motociclista, para jugar a futbol o un casco industrial para trabajar.

Cualquier accidente relacionado con un rayo.

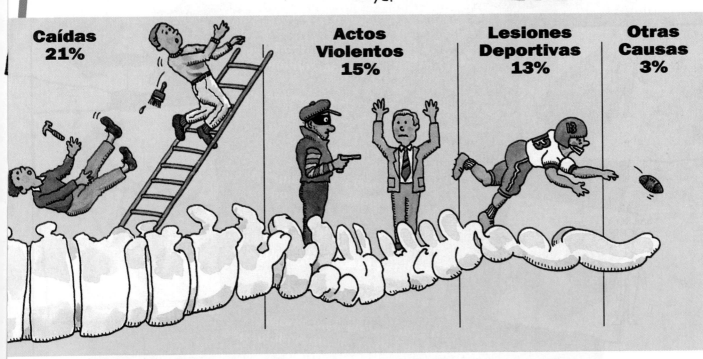

Caídas 21% **Actos Violentos 15%** **Lesiones Deportivas 13%** **Otras Causas 3%**

La estabilización lineal consiste en mantener la cabeza de la víctima alineada con el cuerpo.

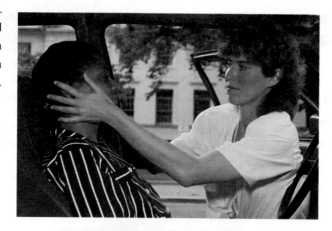

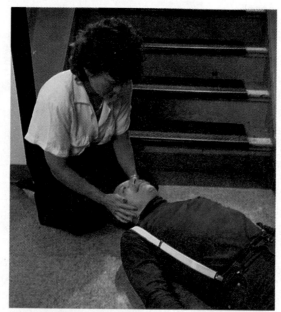

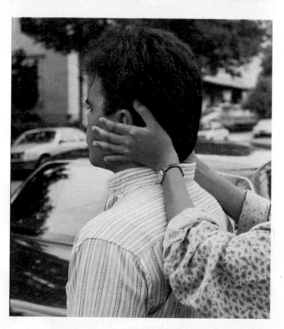

Si usted cree que la persona ha sufrido una lesión en la cabeza o en la columna vertebral, solicite una ambulancia inmediatamente. Mientras usted espera la llegada de la ambulancia, la mejor atención que usted puede proporcionar es evitar que la cabeza o la columna vertebral de la víctima se muevan. Esto lo puede hacer colocando sus manos a ambos lados de la cabeza de la víctima. Con mucho cuidado, coloque la cabeza de la víctima de forma que esté completamente alineada con el cuerpo y manténgala en esa posición hasta que llegue el personal del Servicio Médico de Urgencias. Si siente resistencia por parte de la víctima al hacer ésto, o si la víctima se queja de dolor, deténgase. Si la cabeza está torcida de forma exagerada hacia un lado, no intente moverla. En este caso, sosténgale la cabeza en la misma posición en que la encontró.

ATENCION GENERAL DE LESIONES EN LA CABEZA Y COLUMNA VERTEBRAL

Reduzca al mínimo el movimiento de la cabeza y de la columna vertebral.

Mantenga la vía aérea abierta.

Verifique el estado de conciencia y la respiración.

Controle cualquier sangrado externo.

Evite que la víctima se enfríe o acalore.

La víctima puede empezar a sentirse confusa, aletargada o inconsciente. La respiración se puede detener o es posible que esté sangrando. Si la víctima está inconsciente, usted necesitará mantenerle la vía aérea despejada y revisar si respira. Usted debería controlar cualquier sangrado profuso que pueda sufrir la víctima y evitar que ésta sienta frío o calor. Recuerde que debe solicitar una ambulancia inmediatamente si usted cree que la víctima padece una lesión en la cabeza o en la columna vertebral.

Las lesiones en el pecho son la segunda causa de mortalidad anualmente. Aproximadamente, el 35 por ciento de todas las muertes ocasionadas por accidentes de tránsito en los Estados Unidos implicaron lesiones en el pecho. Estas también pueden ocurrir como resultado de caídas, accidentes deportivos y fuerzas aplastantes o penetrantes.

Las lesiones en el pecho pueden ser leves, como en el caso de una simple costilla rota, o también pueden poner en peligro la vida de una persona. Aunque doloroso, el quebrarse simplemente una costilla muy pocas veces pone en peligro la vida de una víctima. Una persona con una fractura de costilla respirará superficial y entrecortadamente, ya que la víctima sentirá dolor en el área de la lesión al tratar de respirar normalmente o profundamente. Esta intentará aliviar el dolor sosteniéndose el área de la lesión con una mano o un brazo. Si la lesión es grave, la víctima no podrá respirar bien. Su cutis puede cobrar un aspecto enrojecido, pálido, o azuloso, y hasta es posible que escupa sangre al toser. Tenga siempre en cuenta que una persona que haya sufrido una

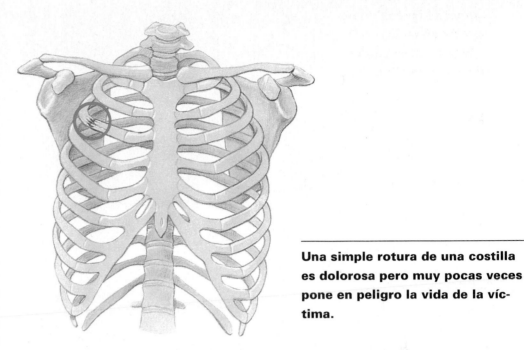

Una simple rotura de una costilla es dolorosa pero muy pocas veces pone en peligro la vida de la víctima.

lesión grave en el pecho también puede padecer una lesión en la columna vertebral.

Si sospecha que la víctima tiene algunas costillas rotas, haga que ésta descanse en una posición que le sea cómoda al respirar. Si sujeta el brazo de la víctima junto al pecho en el lado lesionado, éste le servirá para apoyar el área lesionada y le permitirá respirar mejor. Usted puede usar un objeto, como una almohada, o una manta doblada, para sostener y mantener inmóvil el área. Si usted piensa que la lesión es grave o que la columna vertebral también ha sido afectada, pida a la víctima que permanezca tendida y continúe observándola hasta que llegue la ambulancia.

Los huesos grandes y pesados de la cadera se conocen como la pelvis. Al

igual que el pecho, una lesión en los huesos de la pelvis puede ser tanto leve como mortal. Debido a que estos huesos grandes sirven para proteger órganos internos importantes del cuerpo, un golpe fuerte puede causar una hemorragia interna. Aunque una lesión grave puede ser aparente de inmediato, algunas tardan algún tiempo en desarrollarse.

Puesto que una lesión en la pelvis también puede lesionar la parte inferior de la columna vertebral, lo mejor es no mover a la víctima. De ser posible, manténgala acostada en el suelo. Observe si hay señales de sangrado interno y tome las medidas necesarias para reducir la posibilidad de que la víctima entre en estado de shock mientras esperan la llegada de la ambulancia.

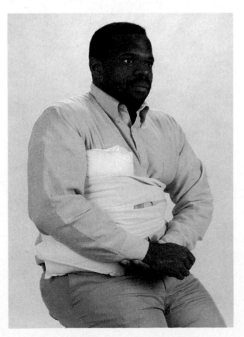

Si alguien se fractura una costilla, use una almohada o una manta doblada para sostener y mantener inmóvil el área.

LA DIABETES: UN ASESINO SILENCIOSO

NORMAL

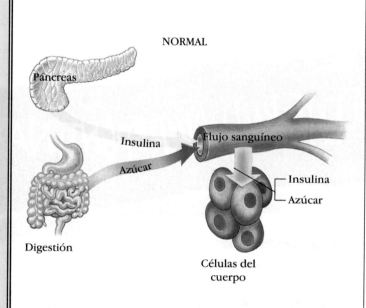

Páncreas

Insulina

Flujo sanguíneo

Azúcar

Insulina

Azúcar

Digestión

Células del
cuerpo

DIABETICO

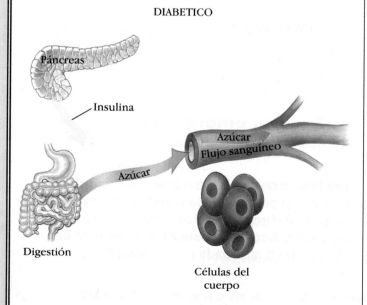

Páncreas

Insulina

Azúcar
Flujo sanguíneo

Azúcar

Digestión

Células del
cuerpo

La diabetes es una de las principales causas de muerte en los Estados Unidos y afecta a decenas de miles de personas.[1] La diabetes puede conducir a otras complicaciones como ceguera, enfermedad renal (del riñón), enfermedades del corazón (cardiovasculares) y enfermedad cerebrovascular.[2]

Según la Asociación Americana de la Diabetes, "La diabetes es la incapacidad del cuerpo para convertir adecuadamente el azúcar de los alimentos en energía".

Para que usted pueda hacer ejercicio, las células del cuerpo necesitan azúcar como fuente de energía. Las células reciben esta energía durante la digestión, cuando el cuerpo convierte los alimentos en azúcar. El azúcar es absorbida por la sangre con la ayuda de una hormona llamada insulina. La insulina se produce en el cuerpo y transporta el azúcar a las células. Para que el cuerpo funcione adecuadamente, es necesario que exista un equilibrio entre la insulina y el azúcar, para que las células sobrevivan.

La diabetes ocurre cuando no se produce in-sulina o ésta no es usada en cantidades adecuadas. Existen dos tipos principales de diabetes: Tipo I, o diabetes insulino-dependiente, y Tipo II, o diabetes no insulino-dependiente.

La diabetes tipo I afecta aproximadamente a un millón de estadounidenses.[3] Este tipo de diabetes casi siempre se origina en la infancia y se conoce como diabetes juvenil. Ocurre cuando el cuerpo produce poca o ninguna insulina. De ser así, la mayoría de las personas con este tipo de diabetes tienen que inyectarse insulina diariamente.

La causa exacta de la diabetes juvenil se desconoce. Las siguientes son señales de advertencia y los síntomas de la diabetes Tipo I:
• Aumento en la eliminación de orina
• Aumento del apetito y la sed
• Pérdida de peso inesperada
• Irritabilidad
• Debilidad y cansancio

El tipo de diabetes más común es el Tipo II, que afecta al 90 por ciento de las personas diabéticas.[4] Esta afección se conoce como diabetes inducida por la edad y, general-

EMERGENCIAS DIABETICAS

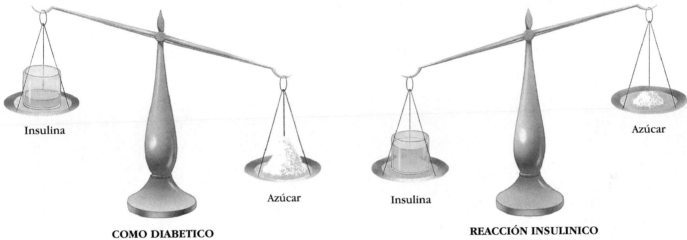

Insulina

Azúcar

**COMO DIABETICO
(HIPERGLICEMIA)**

Insulina

Azúcar

**REACCIÓN INSULINICO
(HIPOGLUCEMIA)**

mente, ocurre en personas adultas. La diabetes Tipo II ocurre cuando el cuerpo puede producir insulina pero no en cantidades suficientes.

Según la Asociación Americana de la Diabetes, "Los expertos desconocen la causa exacta de la diabetes Tipo II, pero saben que es hereditaria. Una persona puede heredar la tendencia a adquirir diabetes Tipo II, pero deben estar presentes otros factores, como la obesidad, para que la enfermedad se manifieste".

Las señales de advertencia de la diabetes Tipo II son las siguientes:

- Cualquier síntoma de diabetes Tipo I
- Infecciones frecuentes
- Visión borrosa

- Adormecimiento de las piernas, los pies y los dedos
- Cortadas que tardan en cicatrizar
- Comezón

Es importante que todas las personas con diabetes controlen su dieta y su programa de ejercicio. Los diabéticos que dependen de la insulina deben controlar su uso. Si un diabético no controla estos factores, puede provocar una emergencia diabética debido al desequilibrio entre la insulina y el azúcar en el cuerpo. Las señales y síntomas de una emergencia diabética son los siguientes:

- Cambios acelerados en el estado de conciencia
- Respiración y pulso acelerados

- Sentirse y verse enfermo

Póngase en contacto con el Centro de Servicios Informativos de la Asociación Americana de la Diabetes para obtener más información, llamando al 1-800-ADA-DISC (1-800-232-3473) o a la Fundación de Diabetes Juvenil, al 1-800-JDF-CURE (1-800-533-2873).

REFERENCIAS:
1. National Safety Council. *Accident Facts.* 1991
2. American Diabetes Association, *Diabetes Facts and Figures.* Alexandria, VA: Diabetes Information Service Center, 1988, updated 12/91.
3. American Diabetes Association. *What is Insulin-Dependent Diabetes?* Alexandria, VA: Diabetes Information Service Center, 1989.
4. American Diabetes Association. *What is Non-Insulin-Dependent Diabetes?* Alexandria, VA: Diabetes Information Service Center, 1989.

desequilibrio hormonal como la diabetes. La víctima puede tener epilepsia, una afección que causa convulsiones. Una alergia a ciertas sustancias también puede causar una reacción repentina y, a veces, hasta peligrosa.

Las personas diabéticas a veces se enferman si tienen demasiada o no la suficiente cantidad (índice) de azúcar en la sangre. Las señales de una emergencia de tipo diabético son las mismas que para cualquier otro tipo de emergencia y requieren la misma atención. Es posible que usted sepa que la víctima es diabética o que la víctima se lo haga saber. A menudo, las personas diabéticas saben qué es lo que les ha ocurrido y pedirán que se les dé algo que contenga azúcar. A veces llevan consigo algún tipo de sustancia azucarada por si la necesitan.

Si la víctima está consciente y puede ingerir alimentos o líquidos, déle azúcar. La mayoría de los caramelos, los jugos de fruta y las bebidas de cola no dietéticas contienen la suficiente cantidad de azúcar como para ser efectivos. Usted también puede ofrecerle azúcar de mesa, tanto en grano como disuelta en un vaso de agua. Si el problema de la persona es que su nivel de azúcar en la sangre es bajo, también se restablecerá rápidamente. Si el problema es exceso de azúcar, el darle un poco más de azúcar no le perjudicará. Si la víctima no parece sentirse mejor al cabo de unos 5 minutos aproximadamente después de haber ingerido el azúcar, llame al número local de emergencias.

Si la persona está inconsciente o a punto de perder el conocimiento, no le

EL DESMAYO

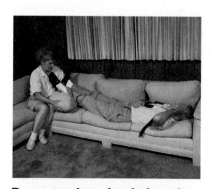

Para atender a la víctima de un desmayo, acuéstela boca arriba, elévele los pies y aflójele la ropa apretada, tales como el cinturón, la corbata o el cuello de la camisa.

La pérdida del conocimiento es una de las señales de enfermedad repentina. El desmayo es la pérdida temporal del conocimiento y, en sí, no es dañino. Una persona a punto de desmayarse se pone pálida, empieza a sudar, pierde el conocimiento y se desploma.

El desmayo ocurre cuando no llega suficiente sangre al cerebro durante un período corto de tiempo. Esta afección ocurre cuando los vasos sanguíneos se ensanchan y la sangre baja del cerebro. Una persona que se siente débil o mareada puede prevenir el desmayo acostándose o sentándose y poniendo la cabeza entre las rodillas.

Normalmente, la víctima de un desmayo se recupera rápidamente sin consecuencias permanentes. Pero lo que parece un simple desmayo puede ser la señal de una enfermedad más seria. La víctima puede haberse lesionado al caer. Es por ello que siempre debe llamar al número local de emergencias.

dé nada que tenga que ingerir por la boca. En su lugar, llame al número local de emergencias y atienda a la víctima de la misma manera que lo haría si ésta estuviera inconsciente. Esto incluye el asegurarse de que la vía aérea esté libre de vómito y el revisarle la respiración y el pulso hasta que llegue la asistencia médica.

Una apoplejía (accidente cerebrovascular) es otra de las causas de una enfermedad repentina que requiere atención médica inmediata. Una persona que haya sufrido una apoplejía mostrará muchas de las señales típicas de las enfermedades repentinas.

Atienda a la víctima anterior del mismo modo que atendería a una persona con una enfermedad repentina. Ayúdela a encontrar una posición cómoda para que ésta pueda descansar. Tranquilice a la víctima ya que es probable que ésta no entienda qué es lo que le ha sucedido. No le ofrezca nada de comer ni de beber. Si la víctima está inconsciente y babea, o no puede tragar, sitúela de lado para permitir que los líquidos drenen hacia fuera de la boca. Llame al número local de emergencias inmediatamente.

A veces, una persona que se enferma repentinamente puede sufrir una convulsión. Aunque puede ser aterrador ver a alguien sufriendo una convulsión inesperada, usted puede atender a este tipo de víctima fácilmente. Recuerde que dicha persona no tiene ningún control sobre la convulsión. No intente detener la convulsión ni tampoco intente retener o sujetar a la persona.

Atienda a la víctima de una convulsión de la misma manera en que atendería a una persona que haya perdido el conocimiento. Para evitar que la víctima de una convulsión se lesione, retire cualquier objeto cercano con el que se pueda lesionar. Proteja la cabeza de la víctima colocándole una almohada delgada debajo. La ropa doblada también sirve de cojín. Si la víctima tiene líquidos en la boca, tales como saliva, sangre, o vómitos, sitúela de lado para que los líquidos puedan drenar hacia fuera de la boca.

No intente colocar ningún objeto entre los dientes de la víctima. Las personas que sufren convulsiones muy raramente se muerden la lengua o la parte interior de la mejilla con la suficiente fuerza como para sangrar. Sin embargo, sí puede haber un poco de sangre.

Al término de la convulsión, la víctima suele comenzar a respirar normalmente. Es posible que se sienta un poco somnolienta o desorientada. Revise si la víctima se lesionó durante la convulsión. Intente tranquilizarla y consolarla. Si la convulsión ocurrió en un lugar público, la víctima puede sentirse avergonzada o cohibida. Pida a los espectadores que no se apiñen alrededor de ella, puesto que es probable que la víctima se sienta cansada y desee descansar. Quédese junto a la víctima hasta que esté totalmente consciente y tenga idea de dónde se encuentra.

Si la víctima padece de convulsiones con frecuencia, usted no tendrá que llamar al Servicio Médico de Urgencias inmediatamente. La víctima generalmente se recuperará en cuestión de unos minutos. Sin embargo, se debe llamar al número local de emergencias si—

• La convulsión dura más de unos cuantos minutos.

• La víctima sufre más de una convulsión.
• La víctima parece haberse lesionado.
• Usted no está seguro de la causa de la convulsión.
• La víctima está embarazada.
• Usted sabe que la víctima es diabética.
• Usted sabe que la víctima nunca ha sufrido convulsiones hasta ahora.
• Las convulsiones ocurren dentro del agua.
• La víctima no recobra el conocimiento después de la convulsión.

El tener que atender una enfermedad repentina puede causar temor, especialmente si usted no sabe con certeza qué es lo que sucede. No dude en proporcionar atención. Recuerde, usted no necesita conocer la causa para poder ayudar. Como puede ver, las señales y la atención que se proporciona en casos de una enfermedad repentina son muy similares, y la atención incluye las técnicas que usted ya conoce.

SI UNA PERSONA SE ENFERMA REPENTINAMENTE, ATIENDA PRIMERO LAS AFECCIONES QUE PONGAN EN PELIGRO LA VIDA.

¡Tenga Cuidado!

Cada año, millones de personas sufren debido al contacto con plantas venenosas cuyo veneno es absorbido por la piel.

¿Cuántas veces le han dicho, "Tenga cuidado...hay hiedra venenosa"? ¿Sabría usted qué tipo de planta buscar? ¿Puede identificar la planta antes de empezar a sentir comezón? Cada año, millones de personas sufren debido al contacto con plantas venenosas como la hiedra venenosa, el zumaque venenoso y el roble venenoso.

Para atender un envenenamiento por contacto con una planta venenosa,

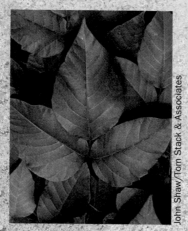

Hiedra Venenosa

John Shaw/Tom Stack & Associates

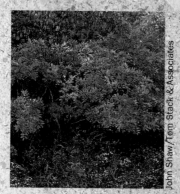

Zumaque Venenoso

John Shaw/Tom Stack & Associates

alivian la comezón. Los antihistamínicos como el producto comercial "Benadryl", ayudan a secar las ampollas. Si la afección empeora o abarca grandes áreas del cuerpo o la cara, acuda al médico. Quizás necesite medicamentos antiinflamatorios, como los corticoesteroides, o de otro tipo para calmar las molestias.

lave inmediatamente el área afectada con agua y jabón. Si hay erupción o ampollas, haga una pasta con bicarbonato de sodio y agua y úntela en el área afectada varias veces al día, para aliviar el malestar. Las lociones que contienen calamina, que se consiguen bajo los nombres comerciales de "Calamine" o "Caladryl",

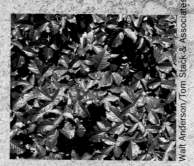

Roble Venenoso

Walt Anderson/Tom Stack & Associates

pastillas para dormir, los tranquilizantes y el alcohol, también pueden causar envenenamiento. La combinación de ciertos fármacos con alcohol puede terminar siendo venenosa, aunque dichas sustancias tomadas por separado puedan ser inofensivas.

El envenenamiento también puede ocurrir al inhalar gases tóxicos como el monóxido de carbono, que es producido por los motores o los tubos de escape de los vehículos motorizados; el bióxido de carbono de los pozos y alcantarillas; y el cloro depositado en muchas piscinas. Los venenos inhalados incluyen los vapores desprendidos por los productos domésticos, como los pegamentos, la pintura, los limpiadores, los vapores de algunas drogas, como la cocaína denominada "crack."

Un veneno absorbido penetra el cuerpo a través de la piel. Algunos provienen de plantas como la hiedra venenosa, el roble venenoso, y el zumaque venenoso, así como los fertilizantes (abonos) y pesticidas que se utilizan para cuidar el césped y las plantas.

Los venenos inyectados entran al cuerpo por medio de mordeduras o picaduras de insectos, arañas, garrapatas, algunos animales marinos, víboras y otros animales, o a través de drogas ilícitas o fármacos inyectados con una aguja hipodérmica.

¿Cómo sabrá usted si una persona está envenenada? Busque señales de lo ocurrido. Intente obtener información de la víctima o de los espectadores. Si usted sospecha que la condición de la víctima se debe a algún tipo de envenenamiento, llame al Centro de Control de Envenenamientos o al número local de emergencias. Siga las instrucciones que le den. Si la víctima reacciona de forma violenta o peligrosa, aléjese de ella hasta estar a una distancia segura y espere a que llegue la ayuda.

Mientras usted examina el lugar, esté atento a los olores extraños, llamas, humo, recipientes abiertos o derramados, un botiquín con medicamentos abiertos, una maceta volcada o una planta dañada, u otras señales de un posible envenenamiento. Las señales de envenenamiento pueden ser náuseas, vómitos, diarrea, dolor en el pecho o en el abdomen, dificultad para respirar, sudoración, cambios en el estado de conciencia y convulsiones. Otro ejemplo de señales de envenenamiento pueden serlo las quemaduras alrededor de los labios, la lengua, o la piel. Usted puede sospechar que se trata de un envenenamiento basándose en la información que obtenga de la víctima o acerca de ésta.

Si usted sospecha que alguien ha ingerido alguna sustancia venenosa, trate de averiguar lo siguiente:
• El tipo de veneno
• Cuándo fue tomado

Esta información servirá para que usted y las demás personas que atiendan a la víctima puedan proporcionarle la atención más adecuada.

Siga los siguientes lineamientos generales si usted piensa que alguien se ha envenenado.
• Revise el lugar para asegurarse de que no correrá ningún riesgo y para averiguar lo sucedido.
• Aleje a la víctima de la fuente de envenenamiento, si es necesario.
• Revise el estado de conciencia de la víctima, verifique si ésta respira y si tiene pulso.
• Atienda las condiciones que puedan poner en peligro la vida de la víctima.
• Si la víctima está consciente, hágale preguntas para obtener más información.
• Busque si hay algún recipiente y lléveselo consigo hasta el teléfono.
• Llame al Centro de Control de Envenenamientos más próximo o al número local de emergencias. Obedezca las instrucciones que le dé el despachador.

No dé nada de comer ni de beber a la víctima, a menos que los especialistas médicos le aconsejen que lo haga. Si usted no está seguro de qué veneno se trata y la víctima vomita, guarde una muestra del vómito para que lo analicen en el hospital e identifiquen de qué tipo de veneno se trata.

(Continúa en la página 205.)

MAS DEL 90 POR CIENTO DE TODOS LOS ENVENENAMIENTOS OCURREN EN EL HOGAR.

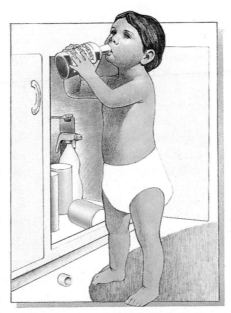

Ingestión

Inhalación

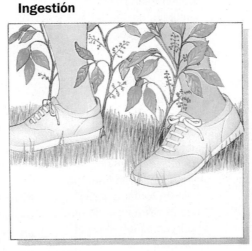

Absorción

Inyección

El veneno puede entrar en el cuerpo de cuatro modos: por ingestión, por inhalación, por absorción a través de la piel y por inyección.

Centros de Control de Envenenamientos

Los Centros de Control de Envenenamientos (CCE) ayudan a las personas a tratar los envenenamientos. Estos centros existen en todo Estados Unidos. Muchos de ellos se encuentran en las salas de urgencias de los hospitales grandes. El personal de estos centros tiene acceso a información sobre casi cualquier tipo de sustancia venenosa. Ellos le dirán cómo contrarrestar el efecto del veneno.

Mantenga el número de teléfono de su Centro local de Control de Envenenamientos cerca del teléfono. Puede encontrar este número en la guía telefónica. También puede obtenerlo a través de su médico, hospital local y el SMU.

Los Centros de Control de Envenenamientos contestan más de un millón de llamadas sobre envenenamientos anualmente. Estos centros ayudan a reducir la cantidad de trabajo del SMU. Si la víctima está consciente, llame primero al CCE. El personal del centro le dirá cómo atender a la víctima y si es necesario solicitar una ambulancia.

Si la víctima está inconsciente o si usted no sabe el número del CCE, llame al número local de emergencias y pida al despachador que lo comunique con el CCE. El despachador puede escuchar su conversación con el CCE y enviar una ambulancia si es necesario.

Cuando la víctima ha ingerido veneno, el CCE quizás le diga que la haga vomitar dándole jarabe de ipecac que se puede comprar en la farmacia. Casi siempre se consigue en frascos de 30 mililitros (2 cucharadas/1 oz). La dosis normal para una persona mayor de 12 años es de 2 cucharadas, seguidas de 2 vasos de agua. Para niños entre 1 y 12 años la dosis es de 1 cucharada, seguida de dos vasos de agua. La víctima normalmente vomita en 20 minutos. Los niños, generalmente, no quieren tomar el jarabe y puede ser necesario que se lo administren en el hospital.

Hay casos en los que no se debe inducir el vómito. Llame al CCE y siga sus instrucciones. No haga vomitar a una víctima que ha ingerido una sustancia corrosiva (un ácido o un álcali) o un derivado del petróleo, como querosén o gasolina. Las sustancias corrosivas queman los tejidos y, si la víctima vomita, también pueden quemar el esófago y la boca.

El CCE puede aconsejarle que trate de contrarrestar el veneno restante con carbón activado, ya que el vómito sólo elimina alrededor de la mitad del veneno. Puede comprarlo en líquido o en polvo en las farmacias. Antes de usarlo, mezcle el polvo con agua, para formar una solución con la misma consistencia que la de una malteada. Siga las instrucciones de la botella. Los niños, normalmente, no tomarán el carbón activado y será necesario que se lo administren en el hospital.

El jarabe de ipecac se usa para inducir el vómito en las víctimas que han ingerido ciertos tipos de venenos. El carbón activado se usa para absorber los venenos ingeridos.

SI CREE QUE ALGUIEN SE ENVENENO, LLAME AL CENTRO DE CONTROL DE ENVENENAMIENTOS O AL NUMERO LOCAL DE EMERGENCIAS Y SIGA SUS INSTRUCCIONES.

Así como puede serle difícil saber si alguien ha ingerido veneno, también puede serle difícil determinar si alguien que está enfermo ha inhalado vapores tóxicos. Los vapores tóxicos pueden proceder de varias fuentes. Algunos son olorosos y otros inodoros. Un tipo común de vapor tóxico que se inhala es el monóxido de carbono producido por los motores de gasolina, por los aparatos de cocina defectuosos y por los asadores de carbón.

Cuando alguien inhala vapores tóxicos, la piel de la víctima adquiere un color pálido o azuloso. Esto se debe a la falta de oxígeno. Lleve a la víctima hasta un lugar donde circule el aire fresco, si hacerlo no supone ningún peligro para usted. Todas aquellas víctimas que hayan inhalado algún vapor tóxico necesitan respirar aire fresco lo antes posible.

Si venenos como las sustancias químicas en forma de polvo o líquidas entran en contacto con la piel, haga correr mucha agua sobre el área afectada. Llame al número local de emergencias inmediatamente. Continúe echando agua sobre el área afectada hasta que llegue el personal del SMU.

Las sustancias químicas en forma de polvo se activan al entrar en contacto con el agua. Un chorro de agua continuo, sin embargo, logrará retirar la sustancia química de la piel antes de que ésta se active. Si no dispone de agua corriente, las sustancias químicas en forma de polvo, como la cal, deberían ser retiradas con un cepillo. Tome precauciones para evitar que la sustancia química entre en sus ojos, los ojos de la víctima o los de cualquier espectador.

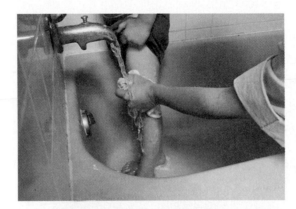

Si la piel entra en contacto con una sustancia venenosa, atiéndala haciendo correr mucha agua sobre el área afectada.

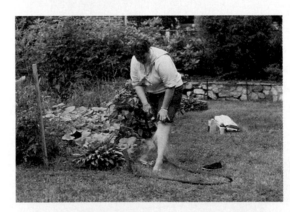

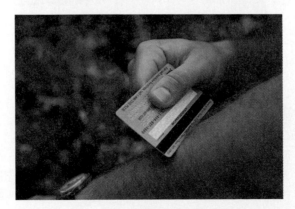

Si a alguien le ha picado un insecto, sáquele el aguijón. Para sacarlo, ráspele con la uña o una tarjeta de plástico, como las de crédito.

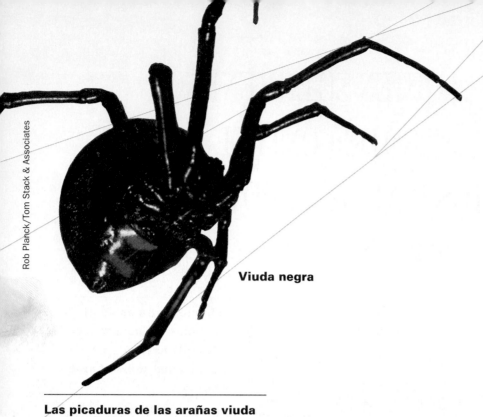

Viuda negra

Las picaduras de las arañas viuda negra y de la ermitaña parda pueden hacer que una persona se enferme gravemente o que se muera. Ya que ambos tipos de araña sienten preferencia por los lugares oscuros y apartados, la víctima puede no darse cuenta de que ha sufrido una picadura hasta que empieza a sentirse enferma o nota la marca de la picadura, o la inflamación.

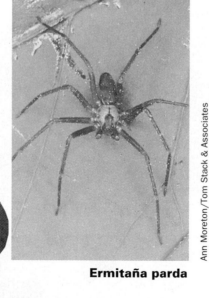

Ermitaña parda

Alacrán

MORDEDURAS Y PICADURAS

Las picaduras de insectos causan dolor, pero raramente resultan mortales. Algunas personas, sin embargo, sufren reacciones alérgicas graves al picarles un insecto. Esta reacción alérgica puede provocarles una emergencia de tipo respiratorio.

Si a alguien le ha picado un insecto, sáquele el aguijón raspándolo con la uña o una tarjeta de plástico, como las de crédito, o use unas pinzas. Si usa unas pinzas, agarre el aguijón y no el saco de veneno. Lave el área afectada con agua y jabón y colóquele una compresa fría encima para reducir el dolor y la inflamación. Observe si la víctima muestra señales de una reacción alérgica.

Los alacranes viven en las regiones áridas del suroeste de los Estados Unidos y México. Estos suelen refugiarse debajo de las rocas, de los troncos y la corteza de ciertos árboles, y son más activos durante la noche. Solamente la picadura de algunas especies de alacranes es mortal.

Sólo hay dos clases de arañas en los Estados Unidos cuyas picaduras pueden hacer que una persona se enferme gravemente o que ésta se muera. Estas son las denominadas viuda negra y ermitaña parda. La viuda negra es de color negro con una mancha roja en forma de reloj de arena en la parte inferior del abdomen. La ermitaña parda es de color marrón claro y tiene una mancha de color oscuro, en forma de violín, en la parte superior del abdomen. Ambos tipos de arañas sienten preferencia por los lugares oscuros y apartados. Sus picaduras normalmente ocurren en las manos y en los brazos de una persona cuando ésta mete las manos entre la madera, rocas o arbustos amontonados o mientras busca algo en una cochera o un ático oscuros. A menudo, la víctima no sabrá que ha sufrido una picadura hasta que

Solamente la mordedura de unas cuantas especies de alacranes es mortal, en los Estados Unidos

La enfermedad de Lyme

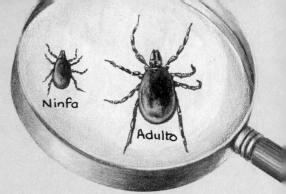

La enfermedad de Lyme se adquiere a través de la picadura de una garrapata infectada. Esta enfermedad está afectando a un número creciente de personas en los Estados Unidos. Se han registrado casos en más de 40 estados, por lo que todo el mundo debe tomar precauciones para protegerse de esta enfermedad.

No todas las garrapatas son portadoras de esta enfermedad. La enfermedad de Lyme se transmite principalmente a través de un tipo de garrapata que normalmente se adhiere al ratón de campo y a los venados. A veces se le conoce como garrapata del venado. Esta garrapata se encuentra en los alrededores de las playas, en el campo y los bosques. Al igual que todas las garrapatas, se adhiere a cualquier animal de sangre caliente que se le acerque, incluyendo los seres humanos. La garrapata del venado puede adherírsele sin que usted se dé cuenta. Muchas personas con enfermedad de Lyme no recuerdan haber sido picadas.

Las garrapatas del venado son muy pequeñas y difíciles de ver. Son más pequeñas que la garrapata del perro o del bosque. Pueden ser tan pequeñas como la semilla de la amapola o la cabeza de un alfiler. Las garrapatas de venado adultas llegan a ser, cuando mucho, del tamaño de la semilla de una uva.

Usted puede contraer la enfermedad de Lyme en cualquier época del año a través de la picadura de una garrapata infectada. En los estados del norte, el riesgo es mayor entre mayo y finales de agosto. Durante esta temporada las garrapatas son más activas y las personas pasan más tiempo al aire libre.

La primera señal de infección puede aparecer días o semanas después de la picadura. Normalmente, la erupción empieza como una pequeña mancha roja en el lugar de la picadura. Puede esparcirse hasta 7 pulgadas (17 cm). En las personas de piel blanca, el centro de la erupción es más claro y los bordes exteriores son rojos y levantados. A veces parece un ojo de buey. En personas de piel más oscura, la mancha se ve negra y azul, similar a un moretón.

Otras señales incluyen fiebre, dolor de cabeza, debilidad y dolor en los músculos y articulaciones, similar a los síntomas de la gripe. Estas señales pueden desarrollarse lentamente y no al mismo tiempo que la erupción. En realidad, usted puede padecer la enfermedad de Lyme sin desarrollar una erupción.

La enfermedad de Lyme puede empeorar si no se atiende. En las etapas avanzadas, puede causar artritis, adormecimiento, pérdida de la memoria, problemas de la vista u oído, fiebre alta y rigidez del cuello. Algunas de estas señales pueden indicar problemas en el cerebro o en el sistema nervioso. Un latido irregular o acelerado del corazón puede indicar problemas cardiacos.

Si encuentra una garrapata, quítela jalando firmemente. Agarre la garrapata con unas pinzas de punta fina, lo más cerca posible de la piel, y quítela lentamente. Si no tiene pinzas, use guantes, un trozo de plástico o de papel para proteger sus dedos. Si lo hace con sus dedos, y sin protección, lávese las manos inmediatamente. No intente quemar la garrapata con un cerillo o un cigarrillo, ni use remedios caseros, como cubrirla con vaselina o esmalte de uñas o pincharla con un alfiler.

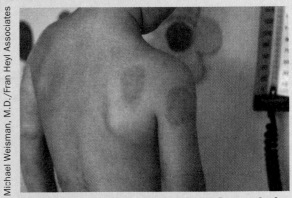

Una persona afectada por la enfermedad de Lyme Puede dessarrollar una erupción

Una vez que haya quitado la garrapata, lave inmediatamente el área con agua y jabón. Aplique una pomada antibiótica o antiséptica, si la tiene a la mano, para prevenir la infección de la herida. Observe

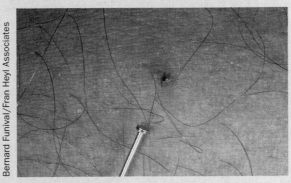

La garrapata del venado puede ser tan pequeña como la cabeza de un alfiler.

el área periódicamente por si hubiera señales de una reacción alérgica o infección.

Solicite atención médica si no puede quitar la garrapata, si partes de ella permanecen en la piel o si se desarrolla una erupción o síntomas de gripe. El médico normalmente le dará antibióticos para tratar la enfermedad de Lyme. Los antibióticos son efectivos cuando se toman al inicio de una enfermedad. Si usted sospecha que tiene la enfermedad de Lyme, no posponga el tratamiento médico, ya que éste es más lento y menos efectivo en las etapas más avanzadas.

Consulte a su departamento de salubridad estatal o local para obtener más información sobre la enfermedad de Lyme.

empieza a sentirse enferma o nota la marca de la picadura, o la inflamación.

Las señales de las picaduras de arañas y alacranes son parecidas a las de las enfermedades repentinas. Sin embargo, si la persona sabe que ha sufrido una picadura, ésto puede facilitar la identificación de la causa del problema. Las señales incluyen náuseas, vómitos, dificultad para respirar o tragar, inflamación, sudoración y sali-vación excesivas, dolor agudo en el área de la picadura, e inflamación del área.

Si una persona cree que ha sido víctima de la picadura de un alacrán o una araña y piensa que puede haber sido causada por una viuda negra o una ermitaña parda, ésta debe lavarse la herida, aplicar una compresa fría en el área y recibir atención médica inmediatamente. Existen sueros contra las picaduras de la araña viuda negra y de alacranes. Los sueros contra el veneno son un tipo de medicamento que se usa para contrarrestar los efectos del veneno.

Las picaduras de algunos tipos de animales marinas no sólo son dolorosas sino que también pueden hacerle caer enfermo. Los efectos secundarios incluyen reacciones alérgicas que pueden causar problemas respira-

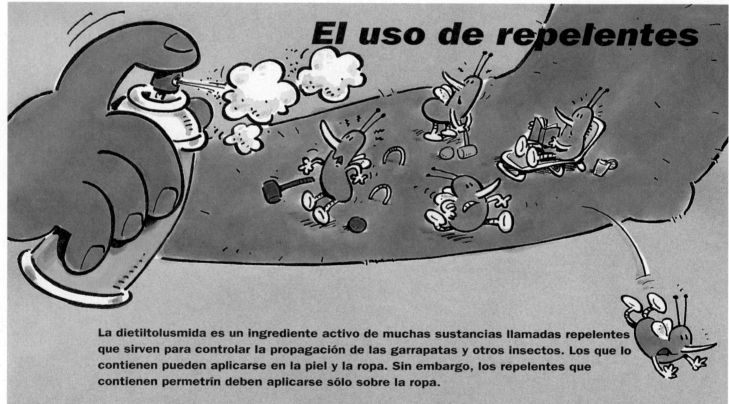

El uso de repelentes

La dietiltolusmida es un ingrediente activo de muchas sustancias llamadas repelentes que sirven para controlar la propagación de las garrapatas y otros insectos. Los que lo contienen pueden aplicarse en la piel y la ropa. Sin embargo, los repelentes que contienen permetrín deben aplicarse sólo sobre la ropa.

Si usa repelentes, siga estos lineamientos generales:

- Mantenga todos los repelentes fuera del alcance de los niños.

- Si quiere usar repelente en la cara, primero rócielo en sus manos y luego aplíquelo con las manos a la cara. Evite las áreas sensibles como los labios y los ojos.

- Nunca aplique repelentes en una herida abierta o en la piel irritada.

- Use los repelentes moderadamente. Una aplicación dura entre 4 y 8 horas. Las aplicaciones más frecuentes o más abundantes no son más efectivas.

- Lave con agua y jabón la piel tratada con repelente y cámbiese la ropa rociada cuando deje de estar al aire libre.

- Si sospecha que está desarrollando una reacción alérgica al repelente, lave el área rociada y llame a su médico inmediatamente.

- Nunca rocíe su piel con repelentes que contengan permetrín.

- Nunca rocíe las manos de un niño con repelente, porque puede llevárselas a la boca o a los ojos.

torios, cardíacos y parálisis. Retire a la persona del agua lo antes possible. Llame al 9-1-1 si la victima no sabe qué fue lo que picó, ésta ha sufrido reacciones alérgicas a las picaduras de animales marinos en al pasado, la picadura está localizada en el rosto o el cuello, o comienza a tener dificultad para respirar.

Si sabe que la picadura se debe a una aguamala, a una anémona de mar o a una medusa portuguesa, sumerja el área lesionada en vinagre lo antes posible. El vinagre a menudo es lo que mejor funciona para neutralizar las toxinas. También puede usarse alcohol tópico o bicarbonato de soda. No roce la herida ni aplique agua fresca o amoníaco ya que esto agudizará el dolor. Ya no se recomienda el uso de ablandador de carne.

Si sabe que la picadura se debe a una raya, erizo de mar o pez espinoso, vierta agua de la llave sobre la herida. También se puede usar agua de mar. Inmovilice el área lesionada, generalmente el pie, y sumerja el área afectada en agua caliente pero que no

(Continúa en la página 212.)

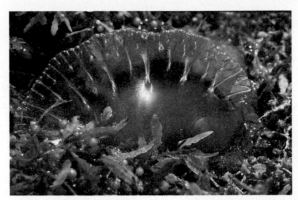

Medusa portuguesa

Wendy Shattil, Robert Rozinski/ Tom Stack & Associates

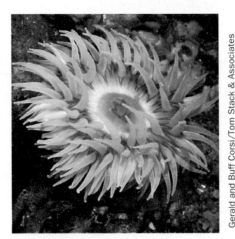

Anémona de mar

Gerald and Buff Corsi/Tom Stack & Associates

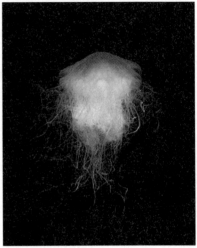

Aguamala

Tom Stack/Tom Stack & Associates

La picadura de ciertos animales marinos es dolorosa y puede causar problemas graves.

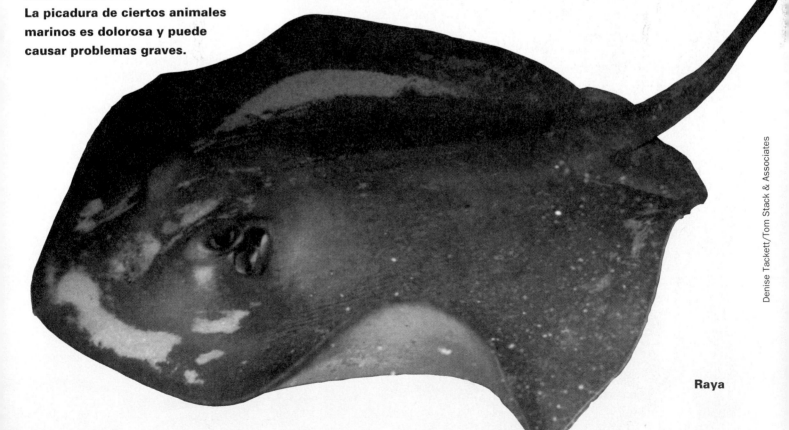

Raya

Denise Tackett/Tom Stack & Associates

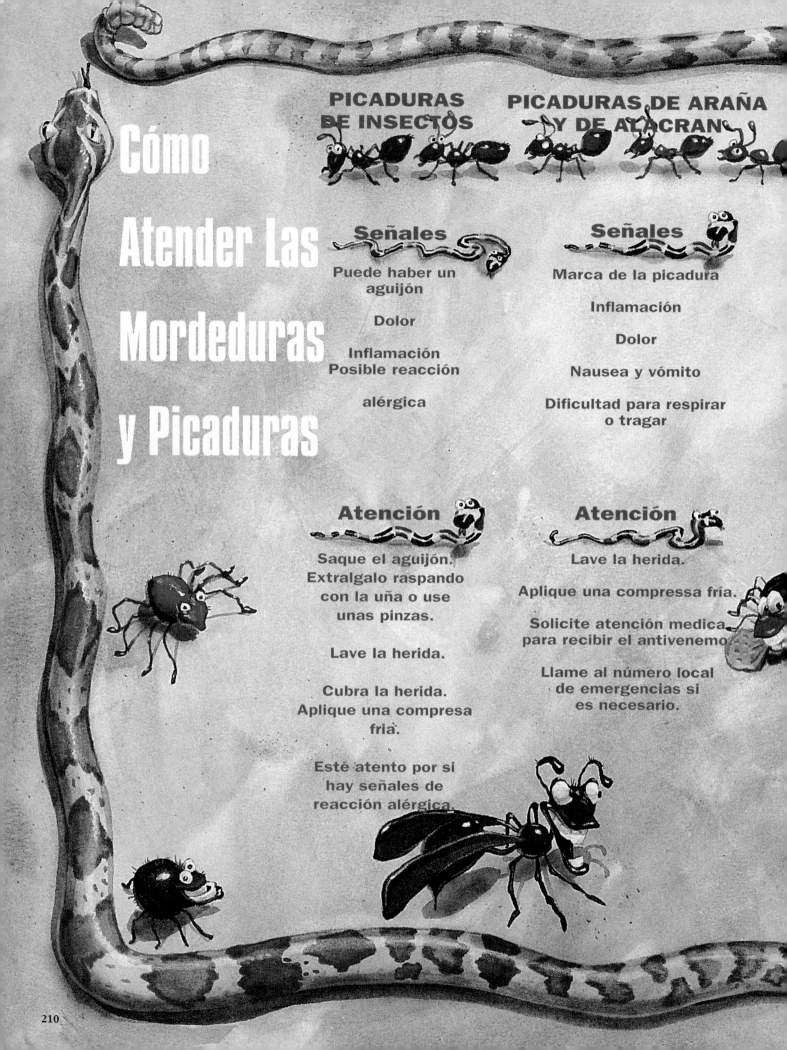

Cómo Atender Las Mordeduras y Picaduras

PICADURAS DE INSECTOS

Señales

Puede haber un aguijón

Dolor

Inflamación
Posible reacción

alérgica

Atención

Saque el aguijón.
Extraigalo raspando
con la uña o use
unas pinzas.

Lave la herida.

Cubra la herida.
Aplique una compresa
fria.

Esté atento por si
hay señales de
reacción alérgica.

PICADURAS DE ARAÑA Y DE ALACRAN

Señales

Marca de la picadura

Inflamación

Dolor

Nausea y vómito

Dificultad para respirar
o tragar

Atención

Lave la herida.

Aplique una compressa fría.

Solicite atención medica
para recibir el antivenemo.

Llame al número local
de emergencias si
es necesario.

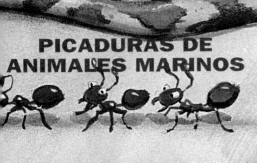

PICADURAS DE ANIMALES MARINOS

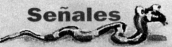

MORDEDURAS DE VÍBORAS

MORDEDORAS DE ANIMALES

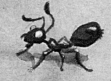

Señales

Posibles marcas

Dolor

Inflamación

Posible reacción alérgica

Señales

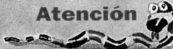

Marca de la mordedura

Dolor

Señales

Marca de la mordedura

Sangrado

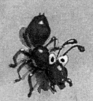

Atención

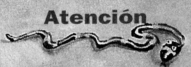

Picaduras de aguamala– sumerja el área en vinagre.

Picaduras de raya– sumerja el área en agua caliente que no hierva hasta que el dolor se calme. Limpie la he rida y cúbrala con un vendaje.

Llame al número local de emergencias si es necesario.

Atención

Lave la herida.

Mantenga la parte mordida inmóvil y más abajo del nivel del corazón.

Llame al número local de emergencias.

Atención

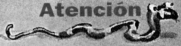

Lave la herida si el sangrado es leve.

Controle el sangrado.

Aplique una pomada antibiotica.

Cubra la herida.

Solicite atención medica si hay sangrado profuso o si sospecha que el animal tiene rabia.

Llame al número local de emergencias o al personal de sanidad animal.

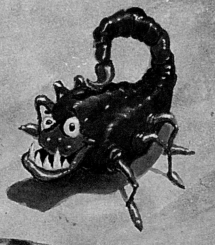

LAS MORDEDURAS DE VIBORA MATAN A MUY POCAS PERSONAS EN LOS ESTADOS UNIDOS... LA MAYORIA DE LAS MORDEDURAS DE VIBORA SUCEDEN CERCA DEL HOGAR

hierva (todo lo caliente que la persona pueda soportar) durante 30 minutos o hasta que el dolor se calme. Si no hay agua caliente disponible, cubrir el área con arena caliente puede obrar un efecto similar si la arena está lo suficiente caliente. Luego, limpie cuidosamente la herida y aplíquele un vendaje. Preste atención a las señales de infección y consulte a un proveedor de cuidados de salud para averiguar si se necesita la vacuna del tétanos.

Las mordeduras de víbora matan a muy pocas personas en los Estados Unidos. De las 8,000 personas que son mordidas anualmente, menos de unas 12 de ellas mueren. La mayoría de las mordeduras de víbora ocurren cerca del hogar, no en el campo. Las víborasde cascabel son responsables de la mayoría de estas mordeduras y de casi todas las muertes. La mayor parte de las muertes ocurren porque la víctima sufre una reacción alérgica, no está en buen estado de salud, o porque transcurre demasiado tiempo antes de que pueda recibir atención médica.

Se oyen todo tipo de recomendaciones para atender una mordedura de víbora. Para atender a alguien que haya sido mordido por una víbora,

Existen cuatro clases de víboras venenosas en los Estados Unidos.

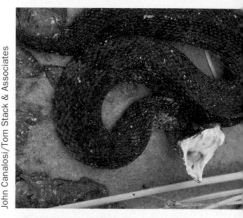
John Shaw/Tom Stack & Associates

Víbora de cascabel

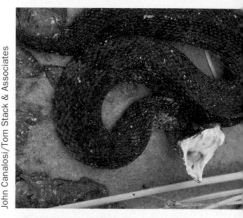
John Canalosi/Tom Stack & Associates

Mocasín acuática

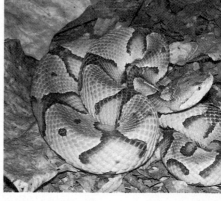
David M. Dennis/Tom Stack & Associates

Cabeza de cobre

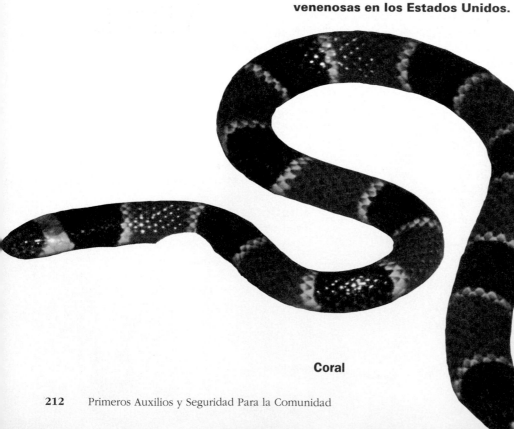

Coral

lávele la herida e inmovilice el área lesionada, manteniéndola por debajo del nivel del corazón, si es posible. Llame al número local de emergencias. No coloque hielo sobre la mordedura ni abra la herida. Tampoco le aplique untorniquete ni una descarga eléctrica. Lleve a la víctima a un centro médico inmediatamente. En el proceso de trasladar a la víctima, tal vez sea necesario llevarla en brazos o hacer que la víctima camine despacio una distancia.

Si usted sabe que la víctima no recibirá atención médica especializada antes de que transcurran 30 minutos, considere el succionarle la herida con el aparato para succionar de un botiquín para las mordeduras de víbora, si tiene uno a su alcance. Las personas que se exponen al riesgo de sufrir una mordedura en el campo (lejos de centros médicos) deberían llevar consigo un botiquín para mordeduras de víboras y saber cómo usarlo.

La mordedura de un animal doméstico o silvestre puede causar una infección y lesionar los tejidos blandos. Lo más grave que puede ocurrir es que la víctima contraiga la rabia. Esta es transmitida a través de la saliva de los animales afectados, tales como los zorrillos, los murciélagos, los mapaches, los gatos, los perros, el ganado y las zorras.

Los animales con rabia se comportan de modo extraño. Por ejemplo, aquellos animales que suelen estar activos durante la noche, como los mapaches, pueden estarlo incluso de día. Es posible que un animal silvestre, que generalmente evita que se le acerque cualquier persona, no intente salir corriendo para alejarse. Los animales con rabia pueden babear, tener aspecto de estar paralizados, o mostrarse irritables, agresivos o bastante más quietos de lo normal. No intente acariciar o dar de comer a los animales silvestres, tampoco toque el cuerpo de un animal muerto.

Sin tratamiento, la rabia puede causar la muerte. Cualquier persona que haya sufrido la mordedura de un animal con rabia debe recibir atención médica. Para prevenir la rabia, la víctima debe someterse a una serie de inyecciones de la vacuna para desarrollar la inmunidad que le ayude a combatir la enfermedad.

Si un animal muerde a alguien, trate de separar a la persona del animal sin exponerse al peligro. No intente detener, sujetar o atrapar al animal. Si la herida es leve, lávela con agua y jabón. Luego intente controlar el sangrado, apliquele una pomada antibiótica y una venda. Solicite atención médica si sospecha que el animal tiene la rabia. Observe si hay señales de infección.

Si la herida sangra profusamente, controle el sangrado primero. No lave la herida y consiga atención médica inmediatamente. La herida será limpiada adecuadamente en el centro médico.

Si es posible, trate de recordar cómo era el animal y dónde lo vio por última vez. Llame al número local de emergencias. El despachador enviará a las autoridades adecuadas, como el personal del departamento para el control de animales, al lugar determinado.

CUALQUIER PERSONA QUE HAYA SUFRIDO UNA MORDEDURA DE UN ANIMAL CON RABIA DEBE RECIBIR ATENCI ON MEDICA.

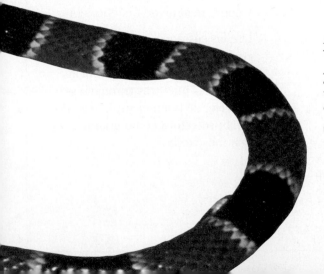

David M. Dennis/Tom Stack & Associates

LA MAYORIA DE LOS ENVENENAMIENTOS SE PUEDEN PREVENIR

PREVENCION DE ENVENENAMIENTOS

El envenenamiento se puede evitar. Esta es una idea sencilla pero mucha gente no toma las medidas necesarias. Haga uso de su sentido común cuando tenga que manejar sustancias peligrosas, como las de tipo químico o de limpieza. Uselas en áreas bien ventiladas. Utilice guantes y mascarillas de protección.

También use su sentido común con relación a sus propios medicamentos. Lea la información que se incluye con el fármaco y úselo solamente de la manera indicada. Pregunte a su medi-co o farmacéutico sobre los efectos normales del medicamento, los efectos secundarios y los efectos posibles al ser utilizados al mismo tiempo que otros medicamentos. Nunca use medicamentos que hayan sido recetados para otra persona; lo que puede ser adecuado para esa persona puede no serlo para usted. Siempre guarde los medicamentos en sus recipientes originales y asegúrese de que estén bien etiquetados. Destruya todos los medicamentos caducados. Con el tiempo, éstos no sólo pierden su efectividad sino que pueden volverse tóxicos.

COMO EVITAR EL ENVENENAMIENTO

Los niños pueden meterse en problemas en un instante; son curiosos y hacen cosas que uno considera imposibles. Según las estadísticas, casi todos los casos de envenenamiento en niños sucedieron mientras uno de los padres o tutores cuidaba al niño. En los hogares hay muchas sustancias venenosas y, como los niños tienden a meterse todo en la boca, su probabilidad de envenenarse es elevada.

Siga estos lineamientos para evitar los envenenamientos:

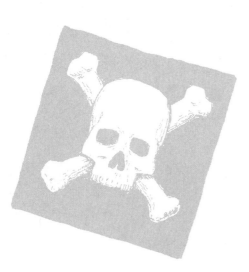

Los niños deben estar siempre vigilados de cerca por una persona responsable.

Mantenga todos los medicamentos y los productos domésticos bajo llave y fuera del alcance de los niños.

Instale seguros a prueba de niños para evitar que éstos abran los gabinetes.

Considere todos los productos farmacéuticos y domésticos como potencialmente peligrosos.

Use tapas especiales a prueba de niños en los medicamentos y otros productos peligrosos.

Nunca se refiera a los medicamentos como si fueran caramelos para que el niño se los tome, aunque tengan un sabor agradable o dulce.

Lea la etiqueta.

Mantenga los productos en sus recipientes originales y con sus etiquetas.

Use el símbolo de envenenamiento para identificar los productos peligrosos. Enseñe a los niños el significado del símbolo.

Tire los productos caducados, tal y como recomienda la etiqueta.

Use las sustancias químicas sólo en áreas bien ventiladas. Si va a estar en contacto con sustancias venenosas mientras trabaja o se divierte, dé buen ejemplo usando ropa protectora como guantes y una mascarilla.

Cómo ELIMINAR esos pequeños insectos ...

Usted puede evitar las picaduras de insectos, arañas, garrapatas y las mordeduras de víboras si sigue estas recomendaciones cuando esté en el campo o en el bosque.

Use camisas de manga larga y pantalones largos.

Meta el borde de los pantalones dentro de los calcetines o de las botas.

Meta la camisa dentro de los pantalones.

Use ropa de color claro para poder distinguir los insectos pequeños o garrapatas.

Use una liga o tela adhesiva para pegar los pantalones a los calcetines y evitar que entre algo debajo de la ropa.

Vaya en medio del sendero cuando haga una excursión en el campo o en el bosque. Evite la hierba alta y la maleza.

Examínese varias veces al día si va a estar al aire libre por mucho tiempo. Revise especialmente las áreas con vello, como la parte trasera del cuello y la línea del cuero cabelludo.

Evite las áreas donde sepa que hay víboras.

Si ve una víbora, esté atento, ya que puede haber más de una. Dé media vuelta y regrese por el mismo sendero por donde vino.

Examínese cuidadosamente para ver si tiene insectos o garrapatas después de haber estado al aire libre o pídale a alguien que lo haga.

Use botas resistentes para las caminatas.

Rocíe a sus animales domésticos con repelente si los deja salir al aire libre. Aplique el repelente según indica la etiqueta. Revise a su animal con frecuencia para ver si tiene garrapatas.

Use un repelente si va a estar en el campo o en el bosque bastante tiempo. Use un repelente si sabe que el área está infestada de insectos o garrapatas. Siga las instrucciones de la etiqueta con cuidado.

La temperatura, la humedad y el viento son los tres factores principales que afectan la temperatura del cuerpo.

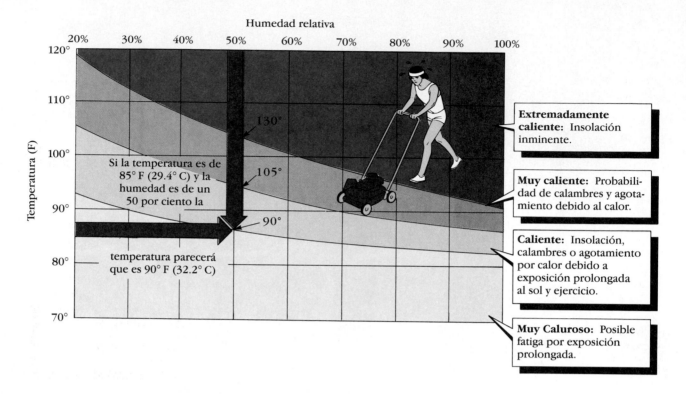

Humedad relativa

Si la temperatura es de 85° F (29.4° C) y la humedad es de un 50 por ciento la

temperatura parecerá que es 90° F (32.2° C)

Extremadamente caliente: Insolación inminente.

Muy caliente: Probabilidad de calambres y agotamiento debido al calor.

Caliente: Insolación, calambres o agotamiento por calor debido a exposición prolongada al sol y ejercicio.

Muy Caluroso: Posible fatiga por exposición prolongada.

Una vez que comienzan a aparecer las señales de una enfermedad relacionada con el frío o el calor, el estado de la víctima puede empeorar rápidamente. Una enfermedad relacionada con el frío o el calor puede causar la muerte de una persona. Si usted observa algunas de las señales de una enfermedad repentina y la víctima ha estado expuesta a temperaturas extremas de calor o frío, sospeche que ésta padece una enfermedad relacionada con el calor o el frío.

La gente que corre más riesgo de padecer una enfermedad relacionada con el frío o el calor es aquélla que trabaja o hace ejercicio al aire libre, los ancianos, los niños muy jóvenes, y las personas delicadas de salud. También corren riesgo aquellas personas que han padecido una enfermedad relacionada con el frío o el calor en el pasado, aquéllas con problemas de circulación sanguínea y aquéllas que toman medicamentos (diuréticos) para eliminar el exceso de agua en el cuerpo.

La gente, por lo general, intenta evitar los excesos de calor o frío antes de comenzar a sentirse mal. Sin embargo, algunas personas no lo hacen o no pueden hacerlo. Los atletas y las personas que trabajan al aire libre a menudo continúan trabajando aún después de empezar a sentirse enfermas. Aquéllas que viven en edificios mal ventilados, mal aislados, o con sistemas de calefacción o de aire acondicionado que no funcionan adecuadamente, corren más riesgo de sufrir una emergencia relacionada con el frío o el calor. Muchas veces, es posible que ni siquiera se den cuenta de que se están exponiendo a caer enfermas.

Enfermedades Relacionadas con el Calor

Los calambres, el agotamiento por calor y la insolación son afecciones causadas por los excesos de exposición al calor. Los calambres son los menos graves, y a menudo son la primera señal de que el cuerpo no puede tolerar el calor. Los calambres son espasmos musculares dolorosos que suelen afectar a las piernas y el abdomen. Piense en ellos como un posible aviso de una emergencia relacionada con el calor.

Para atender los calambres, haga que la víctima descanse en un lugar fresco y déle agua fresca o una bebida comercial para deportistas. Generalmente, el descanso y los líquidos son todo lo que una persona necesita para reponerse. Intente estirarle el músculo ligeramente y darle un masaje en el área con delicadeza. La víctima debería abstenerse de tomar tabletas de sal o agua salada ya que esto podría agravar su estado.

Cuando la persona deje de sentir los calambres, ésta podrá reanudar sus actividades si no se observa ninguna otra señal de enfermedad. La víctima debería seguir ingiriendo bastante agua. Observe a la víctima minuciosamente por si se dan más señales de

(Continúa en la página 220.)

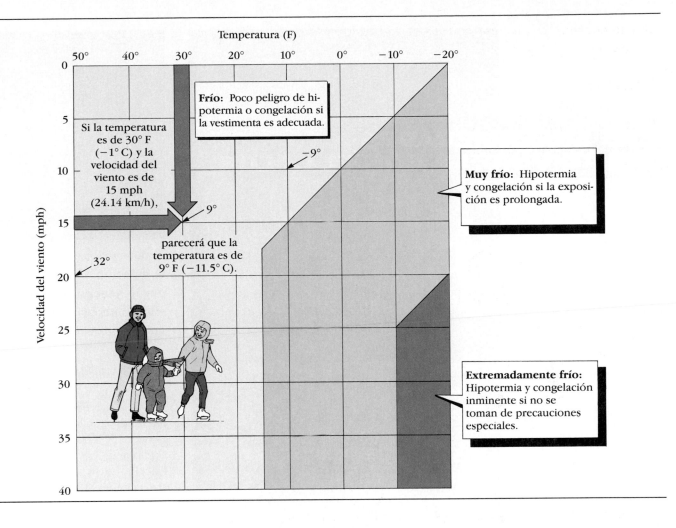

Temperatura (F)

Velocidad del viento (mph)

Frío: Poco peligro de hipotermia o congelación si la vestimenta es adecuada.

Si la temperatura es de 30° F (−1° C) y la velocidad del viento es de 15 mph (24.14 km/h), parecerá que la temperatura es de 9° F (−11.5° C).

Muy frío: Hipotermia y congelación si la exposición es prolongada.

Extremadamente frío: Hipotermia y congelación inminente si no se toman de precauciones especiales.

***U**na vez que aparecen las señales de una enfermedad relacionada con el calor o el frío, el estado de la víctima puede empeorar rápidamente.*

Cómo Atender

LAS ENFERMEDADES RELACIONADAS CON EL CALOR

Aleje a la víctima del calor.

Afloje la ropa ajustada.

Quite la ropa empapada de sudor.

Coloque paños frescos y húmedos en la piel.

Abanique a la víctima.

Si la víctima está consciente, déle de beber agua fresca.

Solicite una ambulancia si la víctima rechaza el agua, vomita o empieza a perder el conocimiento.

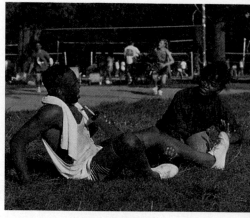

El descanso, estirando ligeramente el músculo afectado y los líquidos, por lo general, es todo lo que el cuerpo necesita para reponerse de un calambre.

una enfermedad relacionada con el calor.

El agotamiento por calor es algo más serio que los calambres. Se da con frecuencia tanto en los atletas, los bomberos, los trabajadores de la construcción y los trabajadores de fábricas, como en aquellas personas que se visten con ropa gruesa en ambientes húmedos y calurosos. Las señales del agotamiento por calor incluyen piel fría al tacto, húmeda, pálida o enrojecida, dolor de cabeza, náuseas, mareo, debilidad y agotamiento.

La insolación es la menos frecuente, pero la más grave, de las enfermedades relacionadas con el calor. En la mayoría de los casos, ésta ocurre cuando la gente ignora las señales del agotamiento por calor. La insolación se desarrolla cuando el cuerpo se siente abrumado por el calor y deja de funcionar bien. La insolación es una emergencia médica *seria*. Las señales de la insolación comprenden el tener la piel enrojecida, caliente al tacto y seca; cambios en el estado de conciencia; pulso acelerado y débil; y respiración superficial y acelerada.

Si usted reconoce las señales de una enfermedad relacionada con el calor en sus primeras etapas, generalmente también podrá contrarrestarla. Aleje a la víctima del calor. Aflójele la ropa apretada y aplíquele trapos frescos y húmedos tal como toallas o sábanas. Si la víctima está consciente, déle de beber agua fresca.

No permita que una víctima consciente beba con demasiada rapidez. Déle un vaso (4 onzas/120 ml) de agua al cabo de cada 15 minutos. Permita que la víctima descanse en una posición cómoda y observe si su estado varía. La víctima no debería reanudar sus actividades normales hasta el día siguiente.

Si la víctima rechaza el agua, vomita y sufre cambios en su estado de conciencia, esto significa que el estado de ésta está empeorando. Solicite una ambulancia inmediatamente si no lo había hecho anteriormente. Si la víctima vomita, deje de darle líquidos y sitúela de lado. Observe si ésta no puede respirar bien. Mantenga a la víctima tendida y continúe enfriándole el cuerpo como pueda. Si tiene compresas de frío instantáneo o compresas frías, colóqueselas en las muñecas y los tobillos, en la ingle, debajo de las axilas y en el cuello de la víctima para enfriar los vasos sanguíneos mayores. *No use* alcohol de fricción (isopropil).

Enfermedades Relacionadas con el Frío

La congelación y la hipotermia son dos ejemplos de emergencias relacionadas con el frío. La congelación ocurre cuando una parte del cuerpo se congela debido a la exposición al frío. La gravedad de ésta dependerá de la temperatura atmosférica, la duración de la exposición y de la velocidad y temperatura del viento. La congelación puede ocasionar la pérdida de los dedos de las manos, las manos, los brazos, los dedos de los pies, los pies y las piernas.

Las señales de congelación incluyen la pérdida de sensibilidad en la zona afectada y la piel tiene aspecto de estar encerada, se siente fría al tacto o pierde su color normal (parece descolorida, enrojecida, blanca, amarilla o azulosa).

Para atender cualquier caso de congelación, trate con cuidado el área afectada. Nunca frote el área afectada ya que la fricción puede causar daños

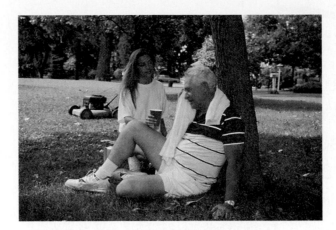

Para refrescarle el cuerpo a una víctima de una enfermedad relacionada con el calor, cúbrala con toallas o paños frescos húmedos y aplíquele compresas frías, si es necesario.

Si la víctima rechaza el agua, vomita o sufre cambios en el estado de conciencia, ello significa que su estado está empeorando.

adicionales a los tejidos blandos. En lugar de ésto, haga que el área entre en calor sumergiéndola en agua que no sobrepase los 105° F (40° C). Si usted no tiene un termómetro, compruebe la temperatura del agua usted mismo. Es decir, si la temperatura no es cómoda al tacto, es que el agua está demasiado caliente. Mantenga la extremidad congelada sumergida en el agua hasta que recobre un color rosáceo y se sienta tibia al tacto. Vende el área con un apósito seco y estéril, y una venda

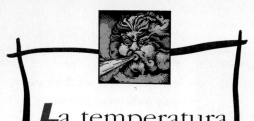

La temperatura atmosférica no tiene que ser menor de 32°F (0°C) para que una persona padezca hipotermia.

floja. Si los dedos de las manos o los dedos de los pies están congelados, coloque algodones o gasa entre ellos. No reviente las ampollas. Solicite atención médica lo antes posible.

En el caso de la hipotermia, el cuerpo entero se enfría ya que la facultad de calentamiento del cuerpo deja de funcionar. La víctima se morirá si no recibe atención. Las señales de la hipotermia incluyen: temblar de frío, entumecimiento, mirada fija, apatía y pérdida del conocimiento.

No es necesario que la temperatura atmosférica sea menor de 32° F (0° C) para que una persona padezca hipotermia. Los ancianos que viven en casas con calefacción inadecuada pueden sufrir hipotermia en temperaturas más altas. Las personas sin hogar (indigentes) y los enfermos también corren riesgo. Las sustancias cuyo uso impide que el cuerpo pueda responder normalmente ante el frío, como lo es el alcohol, pueden facilitar el desarrollo de la hipotermia. Cualquier afección médica que afecte la circulación sanguínea, como la diabetes o la enfermedad cardiovascular también puede hacer que una persona sea más propensa a padecer hipotermia. Cualquier persona que permanezca en contacto con agua fría o ropa mojada, por mucho tiempo, puede muy fácilmente desarrollar hipotermia.

Para atender a una persona con hipotermia, comience atendiendo cualquier afección que ponga en peligro la vida de la víctima. Después, llame al número local de emergencias. Ayude a la víctima a encontrar una posición có-

moda. Ayúdela a quitarse la ropa mojada y a secarse. Abríguela con mantas o déle ropa seca con que vestirse para hacer que el cuerpo de la víctima pueda entrar en calor y trasládela a un lugar cálido. Si las tiene a la mano, use una almohadilla eléctrica, una bolsa de agua caliente u otras fuentes de calor. Ponga una manta, una toalla o ropa, como barrera, entre la fuente de calor y el cuerpo de la víctima para evitar que ésta se queme. Si la víctima está consciente, déle de beber líquidos calientes. No intente lograr que la víctima entre en calor muy rápidamente, como por ejemplo sumergiéndola en agua caliente. Una subida de temperatura súbita puede acarrearle problemas cardiacos graves. Trate a la víctima con mucho cuidado.

En casos graves de hipotermia, es posible que la víctima esté inconsciente. Su respiración puede ser más lenta de lo normal o detenerse por completo. El pulso puede ser lento e irregular. El cuerpo de la víctima puede estar tieso porque los músculos se vuelven rígidos. Solicite una ambulancia. Siga revisando la respiración y el pulso mientras llega la ambulancia. Proporciónele respiración de salvamento si es preciso. Continúe intentando que la víctima entre en calor hasta que llegue el personal del SMU. Esté listo por si tiene que empezar a darle RCP.

Por lo general, las enfermedades causadas por la exposición a temperaturas extremas se pueden evitar. Para evitar que las emergencias relacionadas con el frío o el calor le

Para atender cualquier afección por congelación, haga entrar en calor el área afectada sumergiéndola en agua *(izquierda)*. No permita que el área congelada toque el borde del recipiente. Después de que haya entrado en calor, vende el área con apósitos secos y estériles. Si los dedos de las manos o de los pies están congelados, coloque gasa entre ellos antes de colocar la venda *(derecha)*.

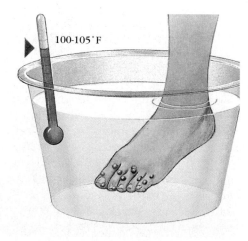

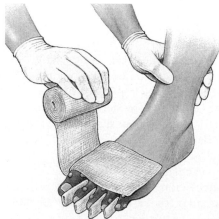

afecten a usted o a algún conocido suyo, siga los siguientes lineamientos:

- Evite estar al aire libre durante las horas más calurosas o más frías del día.
- Modifique su nivel de actividad según sea la temperatura.
- Descanse con frecuencia.
- Vístase de manera adecuada según sea el clima.
- Beba grandes cantidades de líquidos.

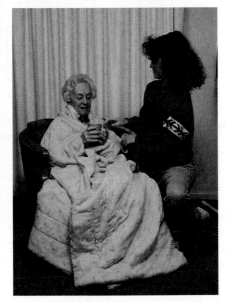

Para hacer entrar en calor el cuerpo de una víctima con hipotermia, abríguela con mantas o vistiéndola con ropa seca y acercándola a un lugar cálido.

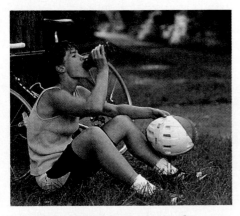

Los descansos frecuentes durante los períodos de ejercicio en medio de temperaturas extremas permiten que el cuerpo pueda ajustar su temperatura regular.

Cómo Atender

LAS ENFERMEDADES RELACIONADAS CON EL FRIO

Solicite una ambulancia.

Atienda cualquier problema que ponga en peligro la vida.

Mueva a la víctima a un lugar cálido, si es posible.

Haga entrar en calor a la víctima lentamente, abrigándola con mantas o vistiéndola con ropa seca.

Aplique otras fuentes de calor si están disponibles (compresas de calor instantáneo o una bolsa de agua caliente).

La Guerra de Alta Tecnología Contra el Frío

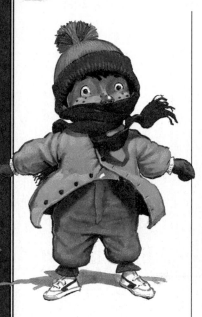

En el pasado dependíamos totalmente de la naturaleza para vestirnos. Las pieles de los animales y las plumas nos protegían de las temperaturas bajo cero. Mientras existan los cambios estacionales y climas fríos es importante prevenir las enfermedades relacionadas con el frío, como la hipotermia, cuando trabajamos o jugamos al aire libre. Aunque las fibras naturales como la lana y el plumón (plumaje delgado de las aves entre las plumas mayores), son todavía muy útiles, actualmente se usa toda una línea de fibras sintéticas para fabricar la ropa. Estar al aire libre se ha convertido en algo mucho más cómodo.

La mejor forma de usar la ropa para estar cómodo al aire libre es vestirse con capas. Las capas atrapan el aire caliente entre sí y esto crea calor y aísla el cuerpo. Vestirse en capas es un concepto antiguo. Use varias capas de ropa cuando haga frío. Quítese algunas capas cuando haga más calor y póngaselas de nuevo si vuelve a tener frío. De esta manera, usted puede regular la temperatura de su cuerpo y afrontar los cambios en el ambiente.

Comience con una capa de ropa interior. La ropa interior larga incluye unos pantalones delgados, ajustados y una camiseta de manga larga. La ropa interior le dará el aislamiento básico y mantendrá la humedad alejada de su piel. La piel húmeda y sudada puede hacerle sentir frío cuando usted disminuya o suspenda su actividad. Las fibras naturales como el algodón, la lana y la seda pueden ser bastante calientes y son adecuadas para una actividad ligera porque éstas mantienen la humedad contra su piel. Sin embargo, para hacer ejercicio vigoroso, es recomendable usar las fibras sintéticas porque absorben menos humedad y actúan para alejar las gotas de sudor de su piel, es decir, alejan la humedad del cuerpo para que se pueda evaporar. El Polypropylene (polipropileno) y el Capilene son dos telas sintéticas comunes que se usan para la ropa interior.

Después, póngase una o más capas aislantes, como un suéter de lana o una chaqueta con relleno de plumas, según la temperatura. No se olvide de abrigar sus piernas. Es mejor usar pantalones de lana que de mezclilla o pana. Otras fibras sintéticas que se usan para pantalones y chaquetas incluyen el Thinsulate, el Qualofil y el Pile (una fibra de poliéster). El plumón es un aislador ligero excelente pero no sirve cuando se moja. Por lo tanto, una tela que se seque pronto, como el Pile, le mantendrá más caliente en un clima húmedo.

Para concluir, póngase una última capa exterior preferiblemente a prueba de agua y viento. Las fibras sintéticas de alta tecnología son buenas. Las telas a prueba de viento incluyen las siguientes marcas: Supplex, Silmond, Captiva o el nylon (Nilón) irrompible. Las capas de Hypalon que se aplican a las chaquetas y pantalones, los hacen resistentes al agua. Las telas impermeables más recientes en el mercado pueden "respirar", es decir, repelen el viento y el agua, pero dejan que el sudor traspase la tela, manteniéndole seco y caliente. Algunos de los nombres de estas telas son: Gore-Tex, Thin-tech, Ultrex y Super Microft. Revise si los cierres (o cintas) de protección contra el viento ubicados en la parte de la cintura, el cuello, las muñecas y los tobillos de su capa exterior están ajustados cómodamente. Asegúrese de que su capa exterior sea lo suficientemente grande como para acomodar las otras capas interiores.

Un sombrero es vital para mantenerse verdaderamente caliente. Los guantes, los calcetines aislantes, las bufandas y las bandas de la cabeza le protegen del frío. Visite una tienda de ropa deportiva así obtendrá más información sobre la ropa más apropiada para su tipo de trabajo o pasatiempo.

REFERENCIAS
1. Recreation Equipment Incorporated. *Layering for Comfort: FYI, An Informational Brochure from REI*, Seattle, WA 1991
2. Recreation Equipment Incorporated. *Understanding Outdoor Fabrics: FYI An Informational Brochure from REI*, Seattle, WA 1991.

Las capas de ropa permiten al usario regular la temperatura del cuerpo y afrontar los cambios climáticos. Las capas de ropa pueden usarse combinadas, o por separado, según el clima y la actividad que se lleve a cabo.

Recreational Equipment Inc.

Capa Interna

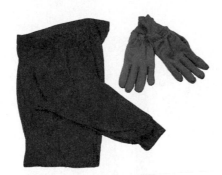

Capilene Tejido sintético ligero que no absorbe la humedad. Diseñado para extraer la humedad de la piel para que pueda evaporarse.

Algodón Fibras suaves naturales que absorben la humedad y permiten que el aire circule.

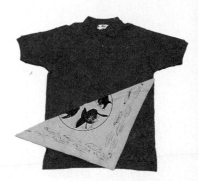

Capa Ailante

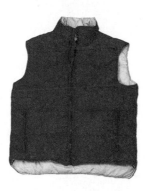

Qualofil Extraordinariamente caliente, tanto mojado como seco.

Pile Tejido suave de poliéster más caliente que la lana. Aisla cuando está mojado y se seca rápidamente.

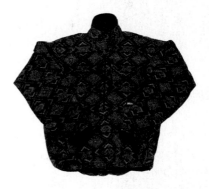

Capa Exterior

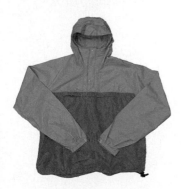

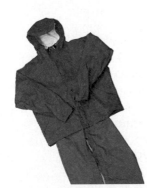

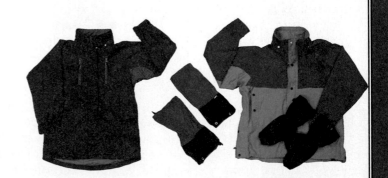

Nylon Ripstop A prueba de viento, resistente a la humedad. Permite la circulación del aire. Protege contra niebla, lluvia ligera y nieve.

Hypalon Combinación versátil de goma sintética y nylon ligero totalmente impermeable. El agua salada no le afecta y es muy resistente al desgaste.

Supplex Nylon ligero suave, pero fuerte. A prueba de viento, permite la circulación del aire, resiste un poco el agua y se seca rápidamente.

Gore-Tex Se usa en combinación con un tejido exterior resistente al agua. Permite la transpiración y evita que el agua o el viento se filtren.

NOTA: Los nombres de las fibras sintéticas carecen de traducción.

LOS JOVENES

Y LOS

ANCIANOS

Atender a un niño enfermo o lesionado no siempre es fácil, especialmente si usted no conoce al niño. Los niños no son simplemente adultos pequeños, ellos tienen necesidades únicas que requieren una atención especial. Algunos niños no aceptan a las personas desconocidas con facilidad. Esto puede dificultar el poder revisar con precisión el estado del niño. Revisar a un niño pequeño puede ser muy difícil, ya que éstos, a menudo, no son capaces de decirles qué es lo que les ocurre.

A menudo es difícil imaginar cómo se siente un niño pequeño que

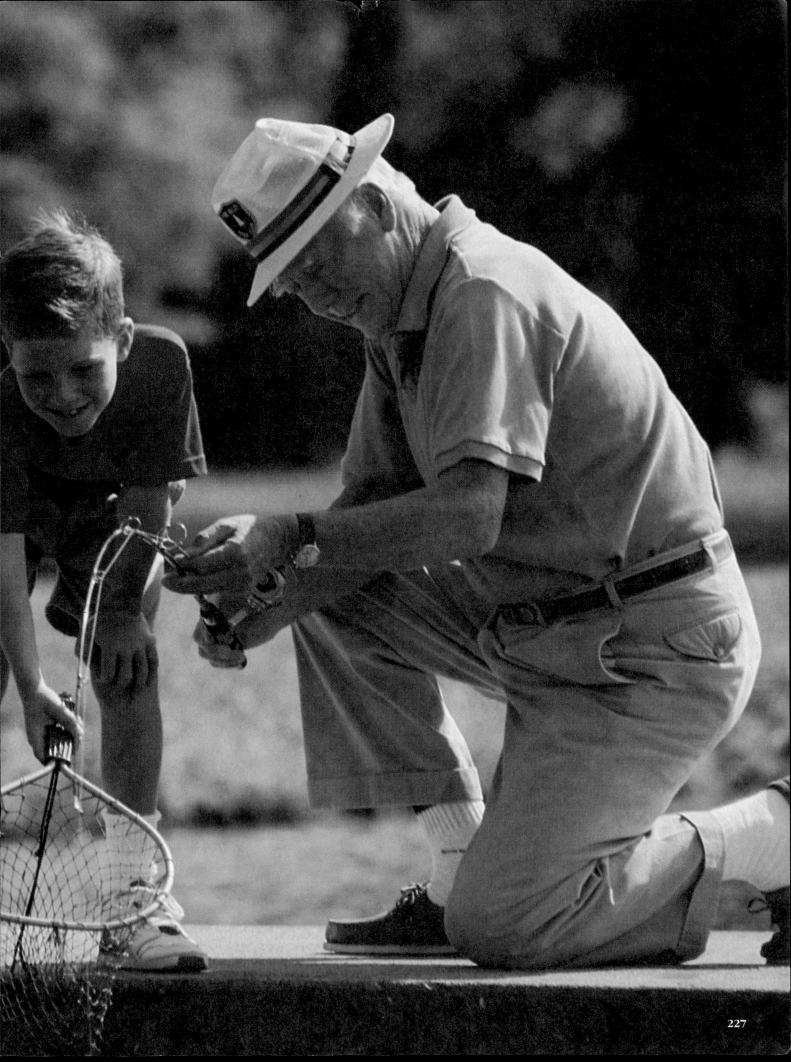

está gravemente enfermo o lesionado. Una de las emociones principales en un niño es el miedo, sea real o imaginario. Para un niño, esta emoción básica es muy real. Un niño siente temor hacia aquéllo que desconoce. Teme enfermarse o lastimarse, que le toquen personas desconocidas, y que lo separen de sus padres. Su manera de relacionarse con el niño es muy importante ya que le será preciso disminuir los sentimientos de angustia y pánico del niño.

A los niños de hasta 1 año de edad se les conoce como bebés. Los bebés pequeños, aquéllos menores de 6 meses de edad, son relativamente fáciles de atender. Generalmente, su presencia no perturbará a los niños de esta edad. Los bebés mayores (6 a 12 meses), sin embargo, a menudo muestran señales de "ansiedad hacia el desconocido". Se sienten incómodos entre personas que no conocen y pueden echarse a llorar y aferrarse a uno de sus padres o tutores.

A los niños entre 1 y 2 años de edad se les conoce como niños pequeños. Generalmente, éstos no son cooperativos. Un niño pequeño se preocupará de que usted lo separe de su padre o tutor. Asegurándole

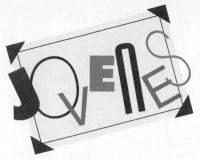

Los niños pequeños tienen necesidades únicas que requieren atención especial.

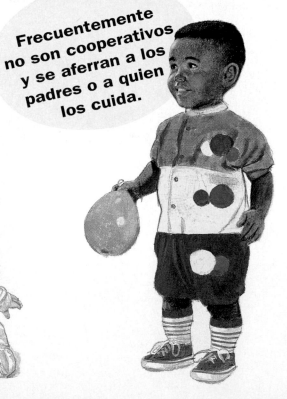

Los Niños de Diferentes Edades Reaccionan Distintamente ante los Adultos

Frecuentemente no son cooperativos y se aferran a los padres o a quien los cuida.

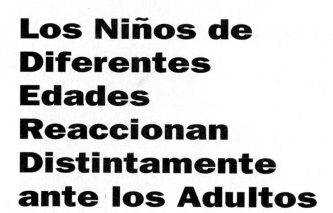

Conforme crecen, desarrollan temor a los extraños y no son cooperativos.

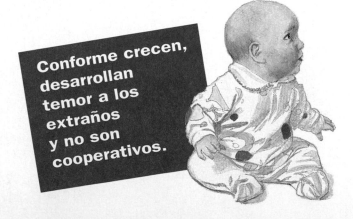

Bebé
0-1 año

Niño pequeño
1-2 años

que ésto no va a suceder a menudo basta para tranquilizar a un niño de esta edad. En la mayoría de los casos, es mejor revisar a un niño pequeño cuando está sentado en el regazo de uno de los padres o tutores.

A los niños de edades comprendidas entre los 3, 4 y 5 años, por lo general, se les denomina prescolares. Normalmente, es fácil revisar a un niño de esta edad si se le trata adecuadamente. Debe aprovecharse de la curiosidad innata de éstos. Permita que agarren objetos tales como las vendas.

Los niños escolares son aquéllos de edades comprendidas entre los 6 y los 12 años. Normalmente suelen cooperar y facilitar información sobre lo ocurrido. Usted podrá hablar con ellos fácilmente. Los niños de este grupo están comenzando a ser conscientes de sus cuerpos y se les debe respetar su intimidad.

Los adolescentes tienen entre 13 y 18 años de edad. Suelen parecerse más a un adulto que a un niño. Dirija sus preguntas directamente al adolescente en lugar de a los padres o tutores. Sin embargo, permita que los padres o tutores también provean información. En ocasiones, la presencia de un padre o tutor impedirá que se pueda saber con certeza lo ocurrido o qué es lo que no está bien. Los adolescentes también son vergonzosos y, a menudo, responden mejor cuando la persona que les atiende es de su mismo sexo.

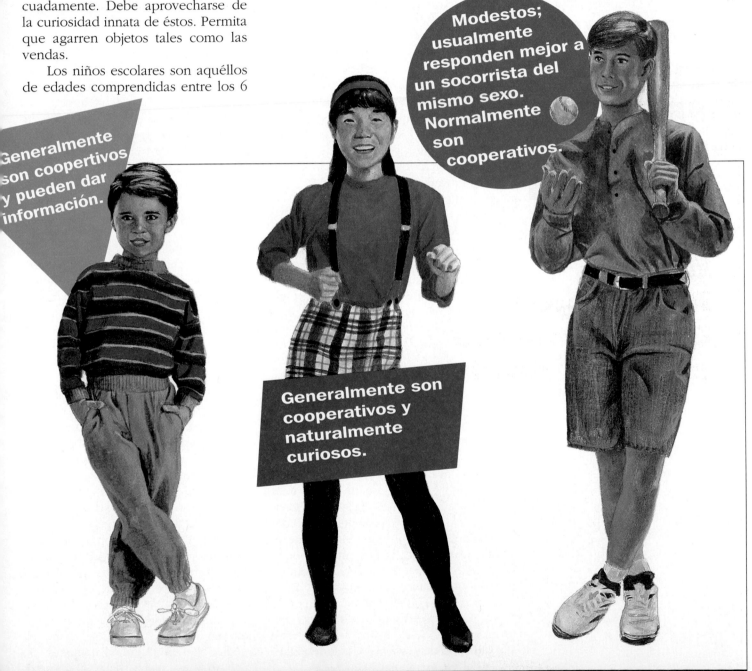

Generalmente son coopertivos y pueden dar información.

Modestos; usualmente responden mejor a un socorrista del mismo sexo. Normalmente son cooperativos.

Generalmente son cooperativos y naturalmente curiosos.

Prescolar
3-5 años

Escolar
6-12 años

Adolescente
13-18 años

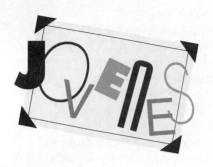

La cabeza del niño usualmente es grande en proporción al cuerpo y por eso se lesiona a menudo.

Los Niños Tienen Problemas Especiales

Las lesiones continúan siendo la causa número uno de mortalidad infantil en los Estados Unidos. Muchas de estas muertes se debieron a choques de vehículos motorizados. Dos de las complicaciones más serias que puede sufrir un niño gravemente lesionado en un accidente de tránsito son: tener la vía aérea bloqueada y sufrir una hemorragia profusa. Debido a que la cabeza del niño usualmente es grande en proporción al cuerpo, la cabeza se lesiona a menudo.

Para evitar algunas de estas muertes innecesarias en accidentes de automóvil, se han establecido leyes que requieren que los niños viajen en asientos de seguridad o lleven abrochados los cinturones de seguridad. Como resultado, más vidas se podrán salvar.

Quizás usted tenga que revisar y atender a un niño lesionado mientras éste está sentado en su silla de seguridad. Normalmente, una silla de seguridad para el coche no suele presentar ningún problema a la hora de revisar a un niño. Un niño que haya estado involucrado en un choque de vehículos motorizados y que es encontrado en su silla de seguridad debería permanecer en la silla si ésta no está dañada. De este modo, si el niño debe ser llevado a un centro médico para ser evaluado, la silla permitirá que vaya protegido.

Una fiebre alta en un niño es señal de algún tipo de infección. En un bebé, incluso la menor infección puede causar una fiebre bastante alta. Una fiebre alta se define como una fiebre de más de 103° F (39.5° C). Una fiebre excesiva y prolongada puede ocasionar convulsiones. Lo primero que usted debe hacer para atender a un niño con una fiebre alta es enfriar el cuerpo del niño con cuidado. Esto consiste en quitarle alguna ropa si lleva puesta demasiada, o retirarle las mantas y aplicarle baños de agua templada con una esponja. Usted debe llamar al médico inmediatamente.

Las infecciones que afectan la respiración son más comunes en niños que en adultos. Estas pueden ser infecciones menores, como un simple resfriado o infecciones que pueden bloquear la vía aérea y poner en peligro la vida de una persona.

Un ejemplo de tal enfermedad es el crup catarral. El crup es una infección que causa inflamación en la garganta por debajo de las cuerdas vocales. Además de contar con las señales básicas de dificultad para respirar y una tos que suena como el aullido de una foca, el crup es precedido, a menudo, por 1 ó 2 días de malestar, a veces acompañado de fiebre. El crup ocurre con más frecuencia durante los meses de invierno, y las señales suelen hacerse evidentes por la tarde y, por lo general, no pone en peligro la vida. El niño mejora, a menudo, respirando aire fresco, como el aire exterior, o vapores frescos obtenidos con un vaporizador.

La epiglotitis es otra afección infantil. Se trata de una infección que causa gran inflamación en la epiglotis, una membrana que está sobre las cuerdas vocales que protege la vía aérea durante la acción de tragar. Si la epiglotis se infecta, ésta puede inflamarse de tal manera que puede bloquear la vía aérea por completo. Un niño con epiglotitis tendrá aspecto de estar bastante enfermo y tendrá una fiebre alta. A menudo éste se sentará y tendrá que esforzarse para poder respirar. Por estas razones, es posible que el niño esté muy asustado. Puede que se le salga la saliva de la boca debido a que la inflamación de la epiglotis no le permitirá tragársela.

Usted no necesitará poder diferenciar el crup de la epiglotitis puesto que la atención que usted proporcione será la misma para ambos casos. Para atender a un niño que tiene problemas para respirar, permita que éste adopte la posición que le sea más cómoda al respirar. No intente meter ningún objeto en la boca del niño. Llame al médico del niño inmediatamente. Si ésto no le es posible, llame al número

(Continúa en la página 232.)

EXAMINANDO A UN NIÑO

Examinar a un niño enfermo o lesionado puede ser un reto, especialmente si usted no lo conoce. Los siguientes lineamientos básicos le ayudarán.

Observe al Niño Antes de Tocarlo

Usted puede obtener mucha información incluso antes de tocar al niño. Fíjese en señales que indiquen cambios en el estado de conciencia, dificultad para respirar y cualquier lesión o afección aparente. Todo esto puede variar tan pronto como usted toque al niño, ya que éste puede alterarse o angustiarse.

Mantenga la Calma

Atender a un niño enfermo o lesionado puede ser muy angustioso. Al permanecer tranquilo usted demostrará que tiene confianza en sí mismo y ésto servirá para mantener calmados al niño y a los padres o tutores de éste.

Comuníquese Claramente con el Padre o Tutor y con el Niño

Si la familia está alterada o agitada, es probable que también lo esté el niño. Si usted puede tranquilizar a la familia, normalmente el niño también se tranquilizará. Explique qué es lo que quiere hacer. Póngase al nivel de los ojos del niño. Cuando hable con el niño, hágalo lentamente y emplee palabras simples. Hágale preguntas fáciles de responder.

Si No es Necesario, No Separe al Niño de las Personas Conocidas

Esto es especialmente cierto en niños pequeños (menores de 7 u 8 años). A menudo, el padre o tutor estará cargando a un niño que llora. En este caso, usted puede examinar al niño mientras el padre o tutor continúa cargándolo.

Gánese la Confianza de Otros Mediante sus Acciones

Explique qué va a hacer antes de hacerlo. Asegúrese de usar palabras y un lenguaje que el niño comprenda. Examine a un niño consciente de pies a cabeza, en vez de la cabeza a los pies. Es más probable que el niño acepte que le toque primero los pies y que avance hacia la cabeza. De todas formas, debe examinar y tocar las mismas áreas, tal como si hubiese empezado por la cabeza.

local de emergencias y solicite una ambulancia. Si la vía aérea del niño se bloquea por completo, como resultado de la epiglotitis, no hay nada que usted pueda hacer; tal niño necesita atención médica especializada. Solicite una ambulancia inmediatamente.

Los Ancianos

Se considera ancianos a las personas mayores de 65 años de edad. Este grupo se está convirtiendo en la población con el índice de crecimiento más alto en los Estados Unidos. Una de

El padre de José necesita varias pruebas médicas para determinar las razones de su pérdida de memoria. Quizás tenga una enfermedad reversible o curable, pero muy probablemente tiene lo que se conoce como enfermedad de Alzheimer. Considerada en algún momento como un trastorno raro, actualmente la enfermedad de Alzheimer es la causa más común de demencia. La demencia es la pérdida de las funciones intelectuales, como pensar, recordar y razonar, y es lo suficientemente severa como para interferir con las actividades cotidianas de una persona.

La enfermedad de Alzheimer afecta a alrededor de 4 millones de adultos estadounidenses y es la causa de 100,000 muertes anualmente. La mayoría de los pacientes con enfermedad de Alzheimer tienen más de 65 años, pero también puede afectar a personas de menor edad, entre los 40 y 60 años; su incidencia en hombres y mujeres es muy similar.[1] Actualmente, los científicos continúan investigando la causa de la enfermedad de Alzheimer. El diagnóstico se puede confirmar únicamente mediante el análisis del tejido cerebral del paciente después de la muerte. Aunque no hay tratamientos para detener o revertir el deterioro mental que ocasiona esta enfermedad, existen varios fármacos que pueden ayudar a controlar algunos de los síntomas.

Las señales de la enfermedad de Alzheimer se desarrollan gradualmente, e incluyen confusión, pérdida progresiva de la memoria y cambios en la personalidad, la conducta y la capacidad para pensar y comunicarse. Eventualmente, las personas con enfermedad de Alzheimer se vuelven totalmente incapaces de cuidarse a sí mismas.[2]

Existen muchos trastornos cuyos síntomas son similares a los de la enfermedad de Alzheimer y algunos de ellos pueden tratarse. Por lo tanto, es muy importante que cualquier persona que experimente pérdida de la memoria o confusión se someta a un examen médico minucioso.

"José, estoy empezando a preocuparme seriamente por tu padre. Al principio sólo eran pequeñas cosas—como olvidar dónde puso los lentes, qué día era y cómo operar la videograbadora, pero ahora es peor. La semana pasada salió y la Sra. García lo encontró vagando por la calle y lo regresó a casa. ¡No podía acordarse de dónde vivía ni de dónde estaba! Ayer salió de la casa mientras estábamos hablando. Más tarde, no se acordaba de nada. Ya es peligroso que salga solo. Quizás haya algo que le ayudaría. ¡No sé qué voy a hacer!"

las razones principales de este aumento en las expectativas de vida es los avances en la atención médica. Desde el año 1900, se ha registrado un aumento del 53 por ciento en las expectativas de vida. Por ejemplo, en el año 1900, el promedio de las expectativas de vida de una persona era de unos 49 años. En la actualidad, este promedio es de unos 75 años.

Muchos cambios ocurren con la edad. Por lo general, todas las funciones del cuerpo comienzan a deteriorarse, y algunos de estos cambios se hacen evidentes tan pronto como a los 30 años de edad. Tanto el corazón como los pulmones notan los efectos de la edad. La cantidad de sangre que el corazón bombea con cada latido disminuye y el latido se hace más lento. Los vasos sanguíneos se endurecen, y ésto hace que el corazón tenga que hacer un esfuerzo mayor. El número de las células cerebrales que siguen

La mayoría de las personas con enfermedades como la de Alzheimer son atendidas por sus familiares a lo largo de la enfermedad. Proporcionar atención en el hogar exige una planeación cuidadosa. El hogar debe convertirse en un lugar inofensivo y hay que establecer rutinas para las actividades cotidianas, como las comidas, la higiene personal y el tiempo libre.

Servicios de Apoyo

Es importante que las personas que atienden a pacientes con enfermedad de Alzheimer, o con algún problema similar, se den cuenta de que no son las únicas y que hay gente y organizaciones que pueden ayudarles tanto a ellas como a los pacientes. En cuanto a los servicios de atención médica, un médico, quizás su médico familiar o especialista, puede darle asesoría médica, incluyendo ayuda para casos de comportamiento difícil y cambios de personalidad. Si usted está atendiendo a una persona con enfermedad de Alzheimer en su casa, probablemente necesita ayuda con algunos servicios básicos, como la nutrición y el transporte. Una enfermera visitadora o una nutrióloga pueden ayudarle y un programa de voluntarios como "Meals on Wheels" ("Comidas en Ruedas", servicio de reparto a domicilio de comidas preparadas) puede serle útil. Probablemente también existan servicios de transporte proporcionados por voluntarios, o de paga, para llevar a los pacientes con enfermedad de Alzheimer a centros médicos, centros de atención u otros programas, y después regresarlos a sus casas.

Las enfermeras visitadoras, el personal de salud que atiende en los hogares y las asistentas domésticas pueden ir a su domicilio y ayudarle a atender al paciente, a bañarlo y a vestirlo, a hacer las compras y a cocinar. Muchos hogares para ancianos ofrecen actividades recreativas diseñadas para personas con enfermedad de Alzheimer. Algunos hospitales, hogares para ancianos, y otras instituciones probablemente puedan hacerse cargo de personas con esta enfermedad durante períodos cortos. Para aquéllas personas que ya no pueden vivir en casa, quizás existan hogares para grupos u hogares sustitutos. Los hogares para ancianos cuentan con personal de enfermería mejor capacitado y algunos se especializan en la atención de personas con enfermedad de Alzheimer o enfermedades similares. Algunos programas aceptan a pacientes con enfermedad de Alzheimer en etapa terminal. Investigue qué servicios cubren Medicare, Medicaid, Seguro Social para Incapacitados, y los beneficios para los veteranos en su estado. Quizás un abogado o una trabajadora social puedan ayudarle.

Para localizar los servicios que pueden ayudarle a usted, así como a la víctima de enfermedad de Alzheimer y a sus familiares, busque en la guía telefónica, bajo Organizaciones de Servicios Sociales, y en las listas de organizaciones gubernamentales estatales o locales. Para obtener información, usted puede acudir a su departamento local de salubridad, la oficina de senectud, o al departamento de servicios sociales o de servicios para los jubilados. Las iglesias, sinagogas y otras instituciones religiosas probablemente tienen información y programas, al igual que los centros para ancianos y el personal de los hogares para ancianos, los departamentos de geriatría de los hospitales, los médicos, enfermeras, trabajadores sociales y consejeros. Pregunte si donde usted vive o en los alrededores existe alguna oficina de la Asociación de Alzheimer, llamando al siguiente número telefónico gratuito que proporciona información durante las 24 horas del día: 1-800-272-3900. Esta organización tiene oficinas y grupos de apoyo en todo el país que ofrecen información y orientación.

REFERENCIAS
1. Alzheimer's Disease and Related Disorders Association, Inc. *Alzheimer's Disease Fact Sheet*, 1990.
2. Alzheimer's Disease and Related Disorders Association, Inc. *If You Think Someone You Know Has Alzheimer's Disease*, 1990.
3. Alzheimer's Disease and Related Disorders Association, Inc. *Alzheimer's Disease: Services You May Need*, 1990.

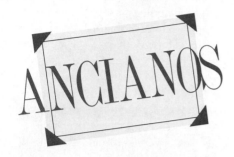

Los ancianos tienen mayor probabilidad de sufrir enfermedades y lesiones a medida que las funciones del cuerpo se deterioran.

funcionando también disminuye con la edad. La visión y la audición suelen deteriorarse, a menudo, causando cierto grado de pérdida de vista y oído. Los reflejos se hacen más lentos, y la artritis puede afectar las articulaciones haciendo que el movimiento de éstas sea doloroso.

Como consecuencia de la lentitud de los reflejos, la pérdida de vista y oído, la artritis y los problemas relacionados con los vasos sanguíneos, tales como el adormecimiento; los ancianos corren mayor riesgo de lesionarse como resultado de haberse caído. Las caídas con frecuencia resultan en fracturas debido a que los huesos se vuelven más débiles y quebradizos con la edad.

Los ancianos también corren más riesgo de sufrir una lesión grave en la cabeza. Esto se debe, principalmente, a que a medida que envejese, el tamaño del cerebro encoge lo que hace que haya más espacio entre la superficie del cerebro y el interior del cráneo. Este espacio permite que el cerebro se mueva más dentro del cráneo, lo que puede aumentar las probabilidades de sufrir una lesión en la cabeza. En ocasiones, un anciano puede no mostrar señales de haber padecido una lesión en la cabeza hasta días después de haberse caído. Por lo tanto, sospeche que un anciano padece una lesión en la cabeza si éste se comporta de una manera extraña, y especialmente, si se ha caído y se ha dado un golpe en la cabeza.

Los ancianos son más propensos a tener problemas con su sistema nervioso, sobre todo apoplejías. Además, corren más riesgo de padecer alteraciones de pensamiento y confusión. Algunos de estos cambios se deben al enveje-

cimiento. Sin embargo, ciertas enfermedades también ocasionan problemas en cuanto al modo de funcionar de la mente. La más conocida de ellas es la enfermedad de Alzheimer, que ataca al cerebro y cuyo resultado incluye el deterioro de la memoria, el pensamiento y la conducta. La enfermedad de Alzheimer afecta a unos 2.5 millones de adultos.

Si usted está atendiendo a un anciano que esté confuso, intente averiguar si tal confusión se debe a una lesión o a una afección que la víctima padecía anteriormente. Póngase al nivel de los ojos de la víctima para que ésta pueda verle y oírle más claramente. Algunas veces, la confusión puede deberse al deterioro de la vista o el oído.

Cuando atienda a una víctima anciana, no se olvide de tomar en cuenta los problemas y preocupaciones especiales de los ancianos y de comunicarse con ellos apropiadamente, respetando su edad. A menudo, puede parecer que un anciano no le da importancia a la seriedad de su problema. Es posible que éste no sepa reconocer las señales de una afección grave o que esté intentando restarles importancia por miedo a perder su independencia o a que lo internen en un asilo para ancianos. No le hable a un anciano como le hablaría a un niño. En algunos casos, usted debería recoger los medicamentos de la víctima y asegurarse de que la víctima los lleva consigo si ésta es trasladada a un centro médico.

INDICE